食の文化フォーラム 36

# 匂いの時代

伏木 亨 編

ドメス出版

巻頭言

# まちの匂い、時代の匂い

半田章二
Handa Shoji
文化政策・生活学

一九六〇年代初め、大阪梅田の地下街の朝はコーヒーのいい香りが充満していた。なるほどこれが都会の匂いかと田舎者の小学生の私は、この匂いになじむことが都会人になることだと感じた。ちょうどその頃「コーヒー・ルンバ」という、じつはルンバではない流行歌がはやっていて、「恋を忘れたあわれな男」に「しびれるような香り」のコーヒーを飲ますと、「たちまち若い娘に恋をした」という歌詞からコーヒーは大人の飲み物だとも悟った。当時はコーヒーに限らず、食にまつわるさまざまな「まちの匂い」が存在していた。あれから半世紀以上がたち、今や異国の空港や駅は別として、機密性の高い店舗から漏れてくる匂いは限られ、行き交う人が身にまとう匂いも微かである。まちにも人にも匂いという個性の一端がなくなりつつあるようにみえる。

そんななか一〇年ほど前、環境省が「感覚環境のまちづくり」という研究プロジェクトを行った。環境共生型の都市づくりを推し進めるため、熱・光・音などとともに「かおり」の環境でまちを設計する、つまり、ヒノキやライラックなど地域の自然の香りや、線香や酒造、朝市など地域の文化や産業とかかわる伝統的な香りを「まちの匂い」として活かそうという面白い提案であった。政策として実現は難しいだろうが、とうとう五感によるまちづくりの時代が来たと感じた。居住空間に香りを取り入れたり、香りを現代アートに活かすといった試みもその頃からではなかったか。

まさに「匂いの時代」と思った矢先、洗剤や柔軟剤の人工的で過剰な香りに苦しむ人が出てきた。この「香害」は、香りの好みや効能が相対的なものであることを改めて認識させた。したがって、とりあえずはまちも人も強烈な匂いは避け、限りなく無臭に近づけておく――この無臭志向は清潔志向とも親和し、忌々しくも、人間関係に波風をたてず、「空気を読む」ことや「忖度」が強要され、時として同調圧力を強いる社会風潮ともシンクロしているように思われる。精神的豊かさを重視する成熟社会にいたったとされる今日、無臭化のなかに「熟した」「時代の匂い」を嗅ぎ分け、コーヒーのように多くの人が好む新しい香りをつくるのは至難の業のように思われるのである。

年度テーマが「匂い」と聞き、「しわい屋」という落語を思い出した。うなぎ屋の隣に住むケチが漂ってくる匂いをおかずにご飯を食べていると、その上手をいくうなぎ屋が「嗅ぎ賃をよこせ」と言い寄る。ケチは一瞬ひるむが、財布から小銭を取り出しチャリンチャリンと音を立てて、「匂いの嗅ぎ賃には音でよかろう」とさらに上手から切り返す話である。この落語のように機智に富んだフォーラムを期待したところ、そのとおりのものになった。ここに収められた論考は、いずれも匂いにかかわる研究分野の俊秀によるその成果である。本のお代はチャリンという音では困るが、最先端の「知の聞香」をお楽しみいただければと願うものである。

食の文化フォーラム36

# 匂いの時代

もくじ

巻頭言　まちの匂い、時代の匂い　半田章二……1
序章　匂い受容の分子機構が明らかになってわかったこと　伏木 亨……9

# 第I部　匂いの科学

## 第Ⅱ部　香りの魅力

## 第Ⅲ部　フレーバーの創造

## 総合討論



装幀　市川美野里

# 序章　匂い受容の分子機構が明らかになってわかったこと

伏木 亨
Fushiki Tohru
食品栄養化学

匂いと味は受容体を介してキャッチされる化学感覚である。そのメカニズムの中心となる受容機構には、「細胞表面の膜を七回貫通する形の受容体タンパク質である」と「Gタンパク質とよばれるタンパク質の介在で信号神経系に伝えられる」という共通点があり、同じような基本構造が視覚やホルモン、神経伝達物質などの受容体としても使い回されていることが明らかになった。分子生物学の発展にともなう遺伝子解析の威力は凄まじく、芋蔓式に大量の受容体候補群が明らかになった。遺伝子上に無数にあるそれらの配列は「機能不明の受容体候補群」という意味の仮の名前でよばれ、それぞれが何に結合するものなのかは個別に後で調べるという研究方向の逆転現象も生じたほどである。

本文中で東原氏もふれているように、人間のＤＮＡから約四〇〇種類の嗅覚受容体が一挙に釣り上げられ、匂い受容の構造が明らかにされた。ちなみにこの一連の業績にはノーベル賞が授与された。前後して味覚受容体をコードする遺伝子も同様の手法で明らかとなった。化学感覚受容研究の新しい時代の幕開けといえる。

前述のとおり匂いの受容体は、人間で約四〇〇種類、ラットやマウスでは一〇〇〇種類もあった。一個の匂い細胞は一種類の匂い受容体をもっている。そして鼻の奥の嗅粘膜には、無数の匂い細胞が分布している。

天然の食材はいずれも数百種類を超える匂い成分の集合体であるが、それぞれの匂い成分が六から八個程度の複数の嗅覚受容体に結合する。一方、嗅覚受容体は類似する複数の成分と反応できるブロードな特異性を有している。

これらの性質によって、単純にいえば四〇〇種類の受容体から六〜八個を選ぶ組み合わせの数という、無限に近い結合パターンのバリエーションを達成している。これによって無数にある食品の匂いを識別できるメカニズムの説明もついた。

受容体が大量に発見された頃には匂いの信号の伝達、脳での処理機構やその特徴についても研究が進んでおり、食の受容としての匂いの重要性に急速に注目が集まってきたのである。

二〇一七年度食の文化フォーラムでは、年間テーマを「匂いの時代」と設定した。匂いの受容機構が明らかになるとともに匂いがさまざまな局面で人間の生活に影響を与えていることを、嗅覚や医学、動物行動学などの多くの専門分野の研究者に香料を開発する専門家を加え、幅広く議論した。本書の構成は、フォーラムの発表に従った三部だてとし、基本的に発表テーマにそって執筆したものであり、その主旨と内容を以下に概説する。

## 第Ⅰ部　匂いの科学

嗅覚受容研究の幕開けとよべる最近の嗅覚研究の進展を、この分野の第一人者である東原和成氏が解説した。匂いの受容から脳での処理機構の基礎について研究の現状を述べるとともに、匂いとは何かを科学的な視点から考究した。

続いて柏柳誠氏は医学的な側面からヒトの嗅覚の重要性と、加齢・疾病・咀嚼機能や認知機能低下の影響を幅広く考察した。

上野吉一氏は人間を動物としてとらえ直すことを視座にすえて、行動学の観点から動物の五感のなかでの匂いという感覚に与えられた情報の特性と、生物的な意味を詳細なデータを基に解説した。

## 第Ⅱ部　香りの魅力

匂いは人間の生活や食の文化に密接な関係を有している。國枝里美氏は、多様な匂いが人間に選択され、食や生活のなかに導かれる現代に視点をおき、匂いを開発する研究の現状を解説した。人間の嗅覚は最新の機器分析をしても遠く及ばない鋭い感度や解析力を有している。ヒトの嗅覚を究極の分析システムととらえ、人間の感覚で多様な匂いを極限にまで解析する精緻な官能評価技術を紹介する。

旦部幸博氏は人間の生活を豊かに彩ってきた嗜好品のなかでコーヒーに焦点を当て、その生産や摂取の歴史に加え、産地や品種ごとの香気と味の特徴について、嗅覚の科学の視点を交えて深く考察した。

一方、中村和恵氏はハーブ・香辛料のエキゾティックな魅力に着目し、異文化との出会い、呪術や幻想、文学への織りこみなど、縦横に展開する匂いの精神世界を表現した。

なお、フランス料理の著名な料理人である生江史伸氏は、「ワインと料理のペアリング（マリアージュ）」の視点から香りの重要性と魅力をコラムにまとめた。

## 第Ⅲ部　フレーバーの創造

科学は、既知の有機化合物の人為的な組み合わせによって自然を正確に再現し、さらに自然を超えた新しい匂いを創造する技術を産みつつある。現代社会には、いわば自然に対するフェイクともよぶべきフレーバーがおびただしく現れている。

フレーバー開発の専門家である網塚貴彦氏は、天然物の成分分析によって食品の匂いの鍵となる有機化学物質群を推定する技術と、それらの物質を基にした実験室での再構成品が人間の認知機能や情動にどこまで迫ることができるかについて研究の現状を紹介した。

一方で、天然物の匂いを積極的に改変することも行われている。新しい時代の嗜好に適した風味の改良を進める森光康次郎氏は、ダイコンやピーマンなど子どもの忌避する嗅覚成分を低減した農作物の品種改良を行ってきた。その成果を食育の視点もまじえて解説した。

そして最後に、一年間にわたるフォーラムをまとめる形で総括を収録した。

本フォーラムは三回に分けて開催したが、各回の最後にはそれぞれ二時間半に及ぶ徹底した総合討論が行われた。さまざまな専門の研究者による白熱した議論の一部を紹介しているので、フォーラムの雰囲気を実感していただきたい。

これらの多面的な考察から、匂いの時代とよぶべき現代における匂いの科学が、食文化に及ぼす影響とその未来像にふれていただければ幸いである。

＊本書では、「匂い」「におい」「香り」「臭《にお》い」など、いくつかの言葉が使われているが、「香り」は好ましく、「臭い」は不快、「匂い」「におい」は好悪の判断を含まない中立的なものとして用いた。

# 第 I 部

# 匂いの科学

# 第*1*章　匂いの遺伝子と脳

東原和成
Touhara Kazushige
生命科学

## 1　はじめに

われわれは五感を使って、外界の状況を把握して、さまざまな情報を得て、適切な行動をとる。人間社会においては、五感のなかで重要な感覚は、視覚と聴覚と考えられている。それは、歴史的に思想家や哲学者が、人間の自我は視聴覚でできるということを主張したからで、その結果、視聴覚に関する研究はかなり進んできた。一方、嗅ぐ、味わう、触れるといった感覚は、視聴覚に比べると、どちらかというと軽視される傾向にある。とくに嗅ぐという感覚に関しては、あまり好ましいとは思われていない。人のことをクンクン嗅ぐなとか、嗅ぐということ自体は重要どころか逆に忌み嫌われる傾向がある。一般市民にアンケートをとると、五感のなかで最初に失ってもいい感覚は何ですかという問いに、まっ先にあがるのが嗅覚である。

なぜ嗅覚がそこまで蔑視されてきたかというと、そこには歴史的な背景がある。中世末のヨーロッパでペストの大流行があったが、他のさまざまな疾病と同様に、ペストの患者さんはペスト独特の体臭がした。その頃はまだ病気の原因がわかっていなかったので、ペストは患者の身体の匂いでうつると信じられていた。その結果、匂いの排除が徹底的に行われた。アラン・コルバン著の『においの歴史』に書かれているが、匂いは排除すべきもの、匂いは悪だ、という考え方の始まりであり、いわゆる衛生志向の始まりでもあった。一方、現代にかけて、いろいろな意味で生活空間が整備され、食事的にも豊かな社会になったとともに、われわれは食べる時も生活の空間においても、無意識のうちに匂いの存在のよい影響を享受するようになった。

さて、嗅覚は文字どおり嗅ぐ感覚なので「臭覚《しゅう》」ではない。臭《くさ》い感覚ではない。また、よく間違えるのは「匂い」を「匂い」と書いてしまうことだ。東京大学で講義をしてレポートなどで感想を書かせると、半分くらいの学生が「匂い」と書く。嗅覚は、身近にありながら、なかなか意識するわけではないし、高校の教科書にも視聴覚の話は多く出てくるが、嗅覚にかかわる話はほとんど出てこないなど、あまりきちんと学んでこない。小学校には視聴覚教室はあるが、嗅覚教室はない。あえて言えば、家庭科で料理や食べることを学ぶのが嗅覚・味覚の授業といえるかもしれない。いずれにしても、匂いは一番身近にあるにもかかわらず、一番学ばない、なくてもいいと考えられている感覚なのである。

## 2　匂いの語源

「匂い」の語源は何か。昔は、匂いは「にほひ」と書き、漢字は「丹穂秀」であった。「丹」は

「赤い」という意味。「穂」は稲穂の「穂」。「秀」は「秀でる」。稲穂の穂も秀でるも、すっと抜きん出て際立っているという意味である。つまり、「にほひ」は、赤く燃え立つように際立っているという意味で使われた。辞書をみると、「匂い」は、香りとか臭いとかという意味だけではなくて、「光」とか「色」、それから「おもむき」という意味も出てくる。「おもむき」は、たとえば「おまえ、うさんくさい奴だなあ」という表現に反映されている。つまり、匂いは本来、嗅覚的な意味のみならず、視覚的、雰囲気的な意味ももっている。必ずしも化学物質的なものではなくて、全体的に周りの状況を表す意味で使われてきたともいえる。たとえば「かぐや姫」の「かぐ」も「嗅ぐ」をあてるという説があるが、けっして臭い姫ではなくて、赤く光り輝く美しい姫という意味である。

われわれ日本人は、鼻あるいは匂いというものを、特殊なもの、神聖なものというふうに扱ってきた。たとえば、鼻から生まれた神様がいる。須佐之男命《すさのおのみこと》である。イザナギが、亡くなったイザナミを追って黄泉《よみ》の国に行くと、朽ち果てたイザナミがいた。イザナギはそれを見て愕然として現世に戻ってきて、穢《けが》れを落とすために目を洗って生まれたのが天照大神《あまてらすおおみかみ》と月読尊《つきよみのみこと》で、鼻を洗って生まれたのが須佐之男命といわれている。このように、日本神話のなかでも、鼻は目と同様に重要かつ神聖なもので、死後の世界への通路であり、匂いは神の活動によって造り出されたものであった。歌舞伎役者が亡くなった時に描かれる死に絵には、お香が焚かれ、死の国と現世を結びつけてくれる。浦島太郎で出てくる玉手箱から立ちのぼる煙にはおそらく香りも混じっていて、竜宮城での時空間を飛ばすことができるわけである。大林宣彦監督の「時をかける少女」では、ラベンダーを嗅ぐと、時空間を彷徨《さまよ》う。このように、われわれ日本人は、嗅覚には視聴覚にはない力があり、匂いは身体に生理的な影響を与え、情動にも訴えかける力をもっているということを、昔から感じていたと考えられる。

## 3 匂いとは？

そもそも匂いとは何か。大学生に聞くと、かなりの確率で、物理信号ではないかという答えが返ってくる。匂いは化学物質だということを認識していない人は意外といる。科学的には、匂いは炭素、水素、酸素、窒素、硫黄《イオウ》などの原子がつながった低分子の化合物で、分子量的には約三〇〇くらいまでの物質である。これ以上重くなって高分子になると、空気中に揮発しないので、われわれ陸棲の動物には匂わなくなる。匂い物質は世の中に数十万種類もあるといわれているが、誰かが数えたわけではない。分子量が三〇〇くらいまでの物質は約二〇〇万種類ぐらいあると計算され、そのうちの四つに一つぐらいは匂うという経験則から推定されている数である。

では、ふだん嗅いでいる匂いは何種類くらいなのか。何かを嗅いでいる時、一つの匂い物質を嗅いでいるということはほとんどない。コーヒーやワインなどからは数百種類という匂い物質が出てきていて、われわれはその複合臭を嗅いで、一つの匂いと感じているのである。世の中には数十万種類の匂いがあるので、その組み合わせは無限大になる。いろいろな匂いがあって当然なわけである。

匂い物質は、どこからくるのか。基本的には、生きとし生けるもの、生物が作り出すものがほとんどである。いわゆる代謝産物である。その多くはそれぞれの生物種に特有の二次代謝経路由来であるので、たとえば植物が出す匂いとヒトが出す匂いは異なるわけである。こういった生命が作り出す匂い以外にも、人工的に、あるいはいろんな状況に応じて生じる匂い物質もある。たとえば、食品にメイラード反応というものがある。加熱することによって出てくる香ばしい匂いである。つまり、われわれの食生活にかかわる匂いというものは、それぞれの食材がもっている二次代謝経路由来の匂い物質、そして茹でたり、炒めたり、焼いたりとか、加工中に出てくる匂い物質とさまざまである。これらがおいしさの元になる。そして、おいしい匂いをどうやって出すか、その料理する人の努力が食の歴史にほかならない。

## 4　匂いの分析と評価

多種多様な何百種類もある匂い物質をどのように分析するか。ガスクロマトグラフィー（GC）と質量分析計（MS）が合わさった機械を使う。英語の略称でGC-MSとよぶ。GCの装置の中には数十$m$以上にもなる細い管があり、たとえば、コーヒーから出てきた何百種類かの匂い物質を導入すると、揮発しやすい（飛びやすい）ものは先に出てきて、飛びにくいものは遅れて出てくるということで、それらが化学的性質によって分離される。それぞれの分離ピークに相当す

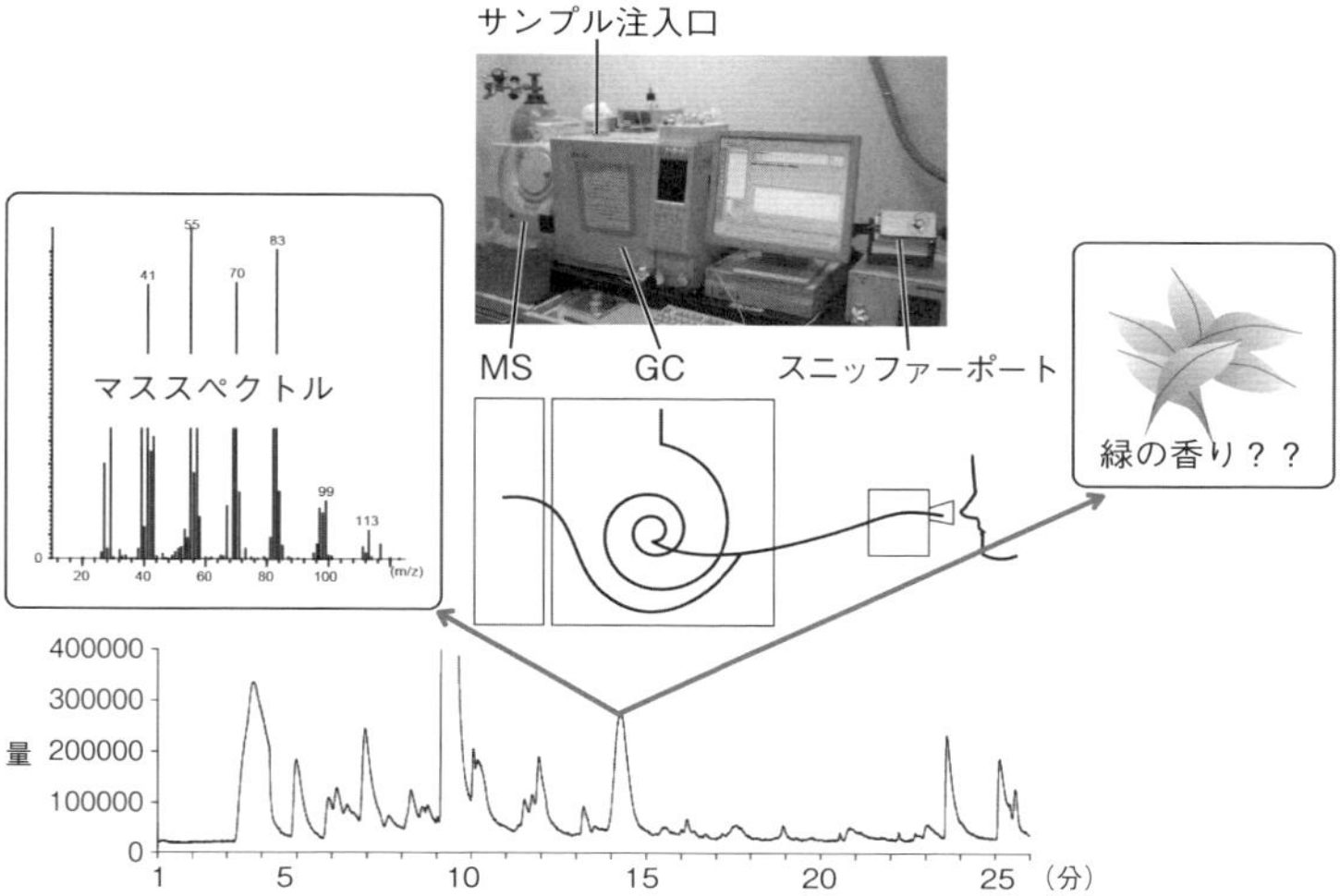


**図1**　匂い嗅ぎガスクロマトグラフィー（GC）-質量分析計（MS）による香気分析

る物質に対して、質量分析をすることによって、その化学物質の構造を推定することができる。GC-MSを使うと、食品や香粧品に、どんな匂いが含まれているかを分析できる。さらに、匂い嗅ぎGCという機械を使うと、GCで分離された匂い物質それぞれがどのような匂いなのかをヒトの鼻で評価できる（図1）。

たとえば、ワインを匂い嗅ぎGCで分析すると、ブドウのよい香りだけでなく、足の裏の匂いとか、ニスの匂いとか、茸の匂いとか、生ゴミの匂いとか、あまり心地よくない匂いもたくさん含まれていることがわかる。われわれが食べている食品の香りのなかには、よい匂いだけではなくて、臭い匂いも含まれていて、それらが混合されることによって、一つのよい匂いが作られているということである。これは、食品だけでなく、香粧品でも同じである。シャネルが作った一番有名な香水、シャネル№5は、それまで香水には使われなかったアルデヒドという、どちらかというと臭い匂い群を入れた初めての香水であった。それまではよい匂いを混ぜればよい匂いの香水ができるという考え方で作られていた。ところが、ちょっと臭めの匂いを入れると、香りに奥深さが出るということがわかり、それ以降、香水には臭い匂いが当然のように少し入るようになった。

さて、匂いはとても曖昧な感覚である。それぞれの匂いに対して、心地よいか心地よくないか、好きか嫌いか、とかいうのは、それぞれ人によって違う。また、同じ匂いを嗅いでも、それぞれの人が違った匂いの表現をする。さらには、その匂いに対して、どういうイメージを抱くかというのは、それぞれの人の経験によって異なる。つまり、匂いを客観的に評価するのはとても難しいことがわかる。

その理由の一つは、匂いを表現する言葉がほとんどないことである。臭い、香（かぐわ）しい、香（こう）ばしいくらいであろうか。他はたいてい、「甘い匂い」など味覚に置き換えたり、「カシスの匂い」とか何かの食材に置き換えたりして表現する。英語でも同様で、多くの言語には、匂いを表現する言葉が少ない。唯一、マレーシアのザハ（Jahai）とタイのマニク（Maniq）という狩猟採集民族が、数十の匂いそのものを表現する言葉をもっているということが知られている。彼らにとっての匂いはわれわれにとっての匂いとどう違うのか、興味深いところである。

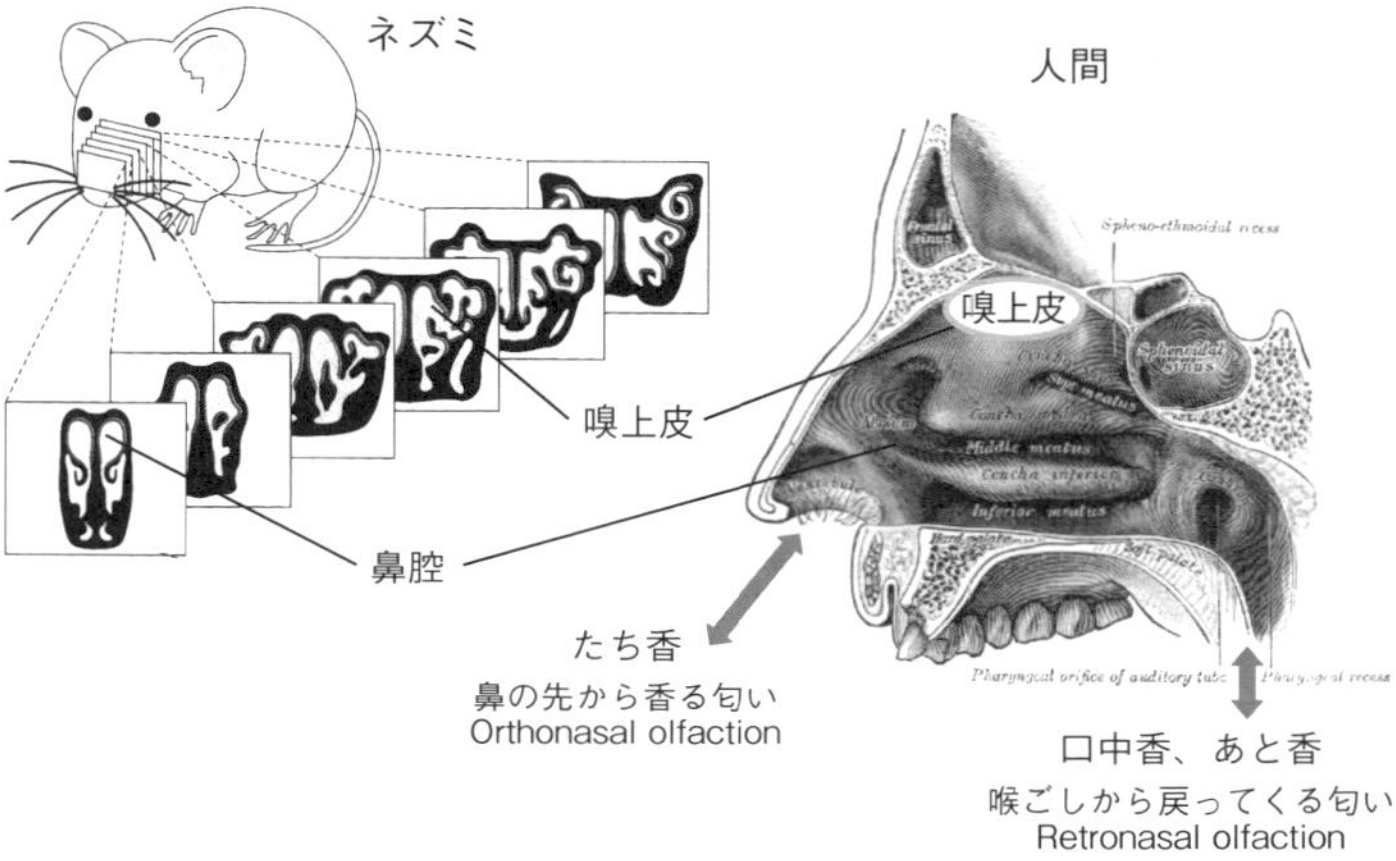


**図2**　マウスと人間の鼻腔構造と嗅上皮の位置、鼻腔への匂いのルート

## 5 匂いを嗅ぐ

匂い物質は呼気とともに鼻腔空間に入りこむ。そして、鼻の骨の奥にある嗅上皮《きゅうじょうひ》という組織に到達する。嗅上皮は片側で一円玉くらいの表面積をもつ。イヌの嗅上皮はヒトの四〇倍もあり、鼻腔空間の中で占める嗅上皮の割合もヒトに比べて大きい。そういう意味ではヒトの嗅覚は、ネズミやイヌなど鼻が突き出ている四つ足歩行の動物に比べると、解剖学的には退化していると考えられる。一方で、ヒトにのみできる嗅覚の技がある。それは喉ごしから香りを感じておいしさを味わえることである。鼻の先から入ってくるカレーやウナギの蒲焼きの匂いは、Orthonasal olfaction（たち香）とよび、喉ごしから戻ってくる香りをRetronasal olfaction（あと香、戻り香）という（図2）。

ネズミは、匂いが入ってきて肺にいく気道と、食べ物が胃にいく食道とは分離されているので、喉ごしから香りが戻ってくるということはない。ヒトなど霊長類は、喉から胃にいく食道と、気道で肺にいくルートは交差しているので、匂いが喉から鼻に抜けることができる。ヒトは他の霊長類と違って、二足歩行になって立ち上がったことで咽頭が下がり気管と食道がつながり、その結果発声することができて言語を獲得した。その進化がRetronasal olfactionができるようになった理由と思われる。食べて、咀嚼して、飲みこむ際に、匂いが喉ごしから戻ってきておいしいと感じる。火を使って料理することを知り、ヒトへの進化の過程でRetronasal olfactionができるようになったことが、われわれヒトがこれだけ食文化を発展させてきた要因であると考えられる。

## 6　匂いセンサーと遺伝子

嗅上皮は、匂いを感じる嗅神経細胞、それを支える支持細胞、これらを作り出す基底細胞、嗅上皮の表面を覆う粘液を作り出す分泌腺から成り立っている。匂い物質は粘液に吸着すると、粘液中をゆらゆらしている嗅神経細胞の先端の嗅繊毛に局在する匂いのセンサー（嗅覚受容体）によって認識される。嗅神経は数週間から数カ月で、どんどん生まれかわっていて、生涯にわたって新生する。

嗅覚受容体は、一九九一年、コロンビア大学のリチャード・アクセルとリンダ・バックによっ

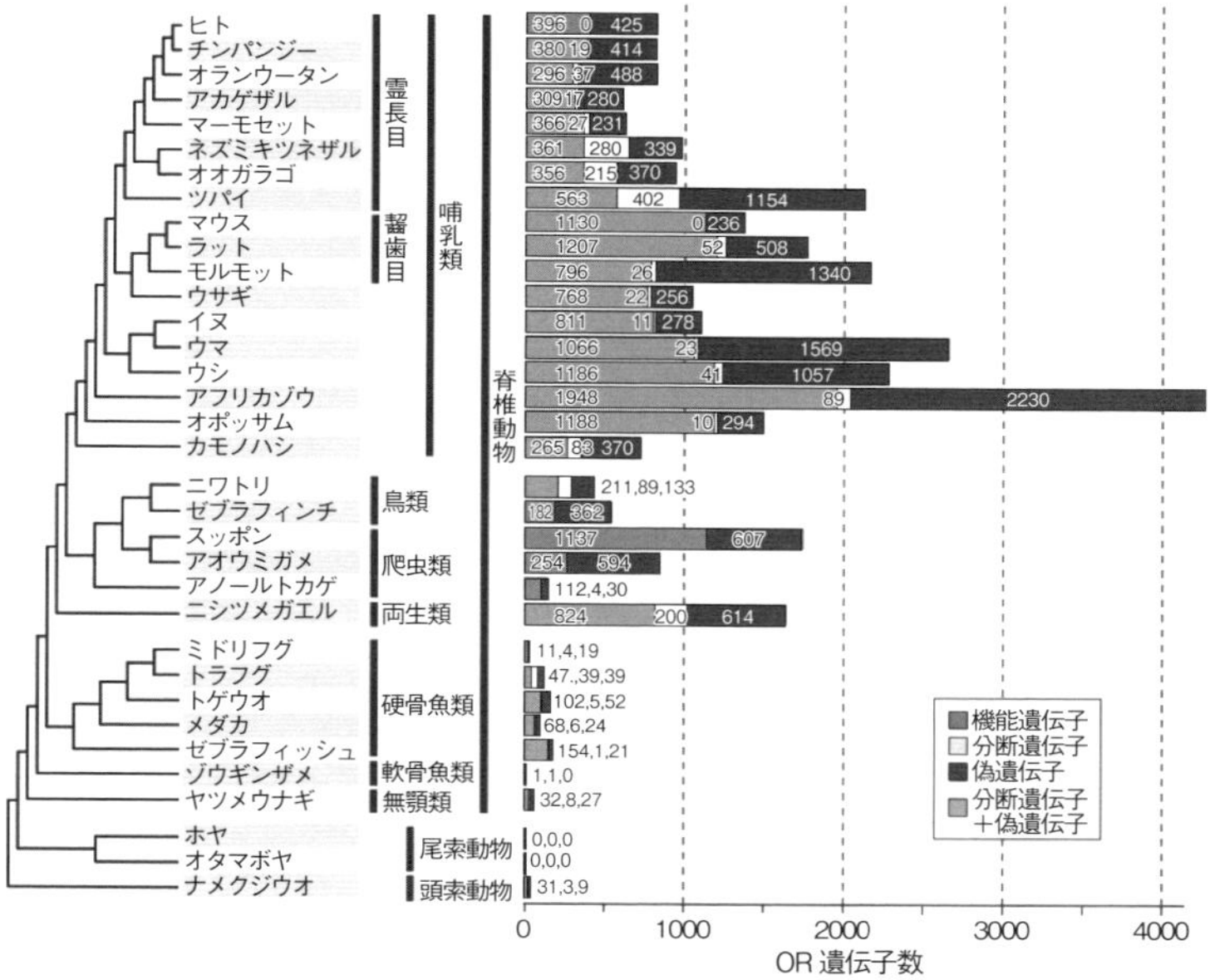


**図3**　各種動物がもつ嗅覚受容体（OR）遺伝子数

て発見され［Buck and Axel 1991］、二〇〇四年、ノーベル賞が授与されている。嗅覚受容体は七回膜を貫通する（細胞膜の中にへびのように埋めこまれている）タイプのタンパク質であり、最大の遺伝子ファミリーを作っている。ゲノム時代になり、ヒトは三九六個、他の霊長類も二五〇〜四〇〇個程度、イヌは八〇〇個ほど、マウスやラットが一〇〇〇個ほど、そして現在までにゲノムがわかっているなかで一番多いのはアフリカゾウの約二〇〇〇個である［Niimura et al. 2014］（図3）。ゾウは多くの種類の嗅覚受容体をもっているが、感度が必ずしも高いわけではないが、識別能力がきわめて高い。

進化をもう少し遡ると、水中生物が陸棲になった両生類の時に嗅覚受容体の数が増えている。興味深いことに、同じカメでも、スッポンが約一〇〇〇個、アオウミガメが約二五〇個と大きく違う。また、最近、霊長類のなかでも、草食の霊長類は果物を食べる霊長類に比べて嗅覚受容体の数が減っていることがわかった［Niimura et al. 2018］。これらの知見は住まう環境や食性が嗅覚受容体の分子進化に影響を与えていることを物語っている。また、同じ哺乳類のなかでも、イルカやクジラは嗅覚受容体が激減している。海に戻った哺乳類は、聴覚を使ってコミュニケーションやエコローケーションをするので、嗅覚が退化したと考えられる。環境、食性、コミュニケーションにどの感覚を使うか、という因子が嗅覚受容体遺伝子に選択圧をかけているのである。

チャールズ・ダーウィンは「原始人の嗅覚は文明人の嗅覚より優れており、進化とともに人間の嗅覚は解剖学的にも機能的にも退化した」といっているが、嗅覚は非常に速いスピードで進化していることとともに、人間はちょっと退化しているよということである。しかし、前述のとおり、Retronasal olfaction でおいしさを感じるようになった点では、ヒトは進化しているともいえる。

## 7　匂いの識別と個人差

数十万種類ともいわれている匂い物質は、数百から千種類ある嗅覚受容体によって、多対多の関係で認識されている（図4）。匂いが鍵で、嗅覚受容体が鍵穴である。その組み合わせは天文学的数字になるので、さまざまな匂いを区別できるのである。

最近、個人個人のゲノム解析ができるようになり、一つ一つの嗅覚受容体遺伝子には多くの多型（個人差）があることがわかってきた。そして、匂いがはまる鍵穴の形が遺伝子多型によって異なり、その結果匂いの感じ方も変わるということがいくつかの匂いでわかっている。たとえば、スミレの匂いのなかのβ-イオノンという匂い物質は、ある嗅覚受容体遺伝子の多型で、感度がいい人と悪い人が大体半分くらいに分かれる。この匂い物質がアップルジュースに付けられていると、感度がいい人は、そのアップルジュースをあまり好ましくなく思い、感度が悪い人はそうは思わないという報告がある[Jaeger et al. 2013]。嗅覚受容体遺伝子の多型は、食品の好みにも影響するということである。また、アスパラガスを食べた後、尿の匂いが硫黄臭くなるが、わかる人とわからない人がいる［Markt et al. 2016］。これも嗅覚受容体の遺伝子多型による。

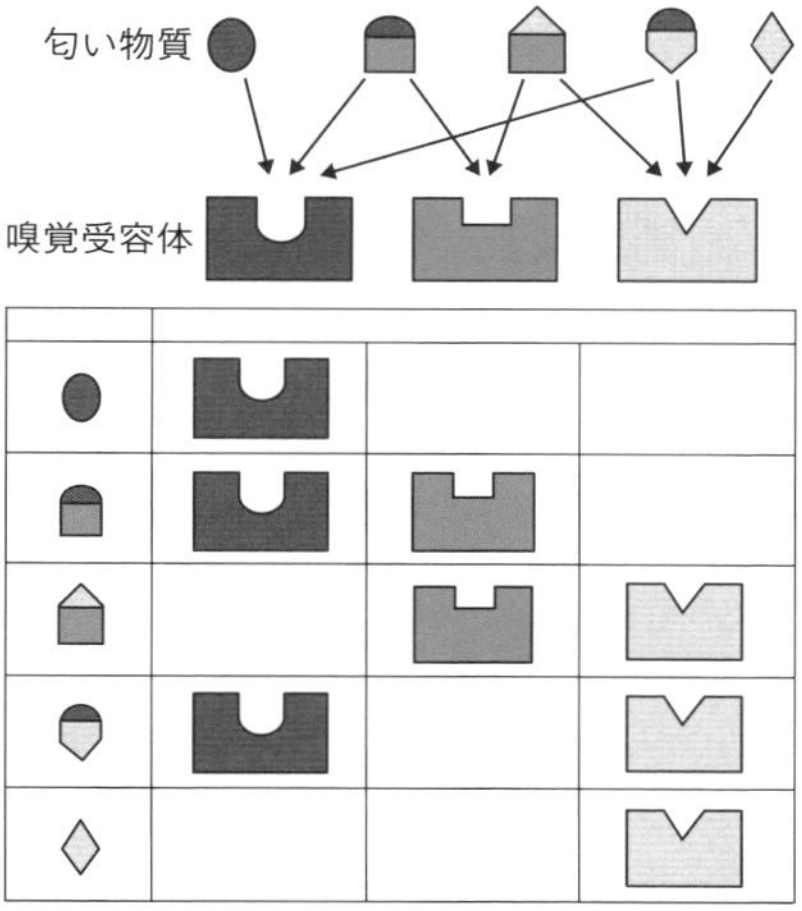


**図4**　嗅覚受容体の組み合わせによる匂いの区別

つまり、匂いの世界は、個人個人によって

異なり、自分にとってすごくよい匂いが、別な人にとっては好ましくない匂いになることもあるのは当然というわけである。近年、癌の薬の処方も遺伝子多型に応じてデザインするプレシジョン・メディスンが行われている。匂いも遺伝子多型の背景を基にテーラーメイド的な香りのデザインができ、それぞれの人の好みに合わせた食品とか香粧品の開発ができる時代がくると思われる。

## 8　匂いを感じる脳と意味

科学の父のレオナルド・ダ・ヴィンチは、「香りという無限の組み合わせを感じる嗅覚というものは、動物をそれ自体で喜ばすものである」といった。嗅覚は力をもっているということであるが、その力の科学的根拠はどこにあるのか。

匂いの情報は、鼻腔の上部にある嗅球へ、そして嗅皮質という領域に信号は伝達される。その後、匂いの認知がされる前頭野、情動や本能を左右する扁桃体、内分泌系とつながる視床下部、記憶を司る海馬といった領域に伝わる（図5）。このように嗅覚信号は末梢神経から二～三段階で辺縁系に伝わるが、視覚は、目から後頭部に行き、視床を通って四～五段階で辺縁系に入る。視覚のほうが認知速度は速いが、気持ちや情動に影響する辺縁系に対しては嗅覚のほうがいち早く刺激する。つまり、匂いは何の匂いか認知する前に、ざわざわと心が動かされる。この神経回路メカニズムが、嗅覚がもつ力の科学的根拠である。また、辺縁系には男女差が存在するので、匂いの好みは男女で異なる場合がある。

さて、匂いがもつ意味は何か。多くの動物にとって、匂いは餌のシグナルであり、一方で天敵のシグナルでもある。天敵に食べられずに、食べ物を見つけて生きていくうえで、匂いは重要な情報であり、言い換えれば嗅覚なしでは生きていけない。また、匂いで家族や仲間を認識する。同性か異性かも匂いで見極める。つまり、交尾をして子どもを産み、子孫を残して種を繁栄させるためにも、匂いと嗅覚はなくてはならない。環境の生態系で、適切な動物の空間をつくっているのが匂いといっても過言ではない。

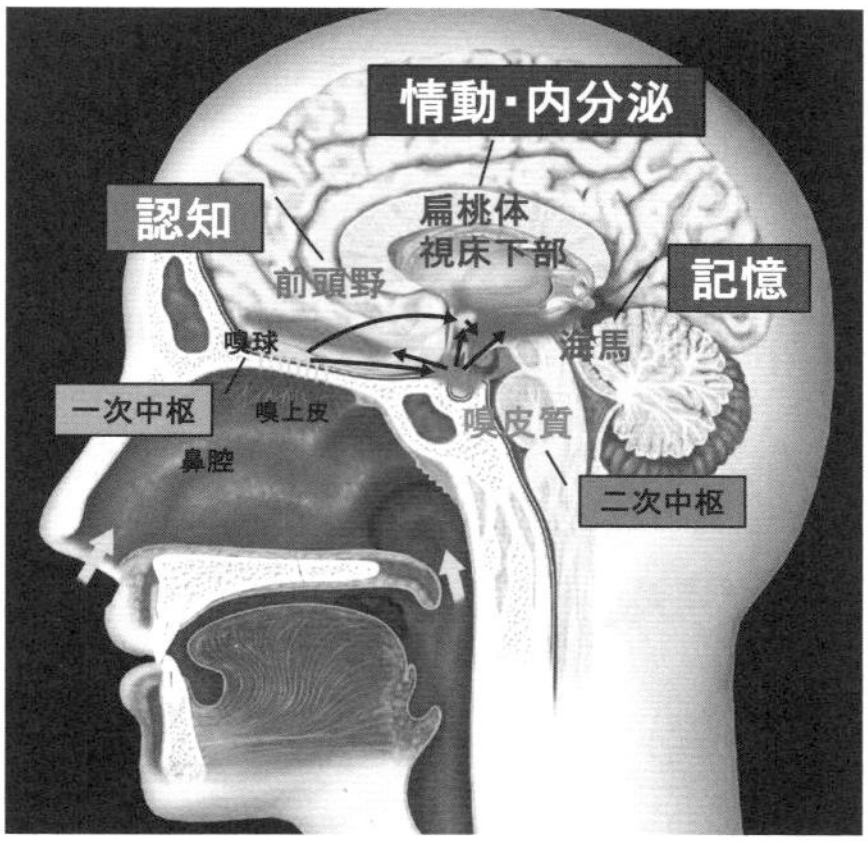


**図5**　嗅覚経路
出典：『Newton』2016年1月号 p.71。
イラスト：©Newton Press

一方で、ヒトの場合はどうか。ヒト社会における嗅覚の機能は、まず食事をおいしく味わううえでの香りの意義、そして快適な生活空間をつくるうえでの香りの存在があげられる。そのほかに、他の動物と同様に危険を察知するために嗅覚は使われる。さらに、体臭によるコミュニケーションがヒトの間でも存在することが示唆されている。たとえば、母親が赤ちゃんの匂いを愛おしく感じる[Okamoto et al. 2016]、排卵期の女性の匂いに対して男性は心地よく感じてテストステロン値が上昇する［Miller and Maner 2010］、女性寮で性周期が同調する［McClintock 1971］、女性の涙を嗅ぐと男性の性欲が減退する［Gelstein et al. 2011］、などの報告がある。これらはまだ物質的なエビデンスはないが、ヒトも他人の匂いに影響を受けていることは確かである。

## 9　匂いの経験と記憶

ヒトにとって、それぞれの匂いに対する価値は、遺伝子多型のように先天的な影響もあるが、多くは経験や学習によって決まっている。たとえば、フランスの研究であるが、妊娠中に母親がアニスを使った食事をとらなかった赤ちゃんは、生まれた後アニスの香りを嫌がるが、妊娠中にアニスを使った食事をとっていた母から生まれた赤ちゃんはアニスの香りを嫌がらないという報告がある［Schaal et al. 2000］。すでに胎児期に香りの記憶をして、その香りに対する価値が作られているということである。また、ヨーロッパ人と日本人の間には、香りに対する快不快度がまったく異なる匂いがある。たとえば、カビ臭い教会の匂いやアニスの匂いは日本人よりヨーロッパ人が好むのに対して、納豆やほうじ茶の匂いは日本人のほうが好む。これは、その匂いを経験して育ったかどうかが影響していることを示している。つまり、ヒトは、匂いの価値を経験依存的に意味記憶として脳に蓄えているのである。

では、ヒトの匂いの意味記憶を測ることはできるのだろうか。ヒトの脳機能計測法として、電気信号をとらえる脳波計測、そして血流の変化をとらえる機能的磁気共鳴画像法（fMRI）などが

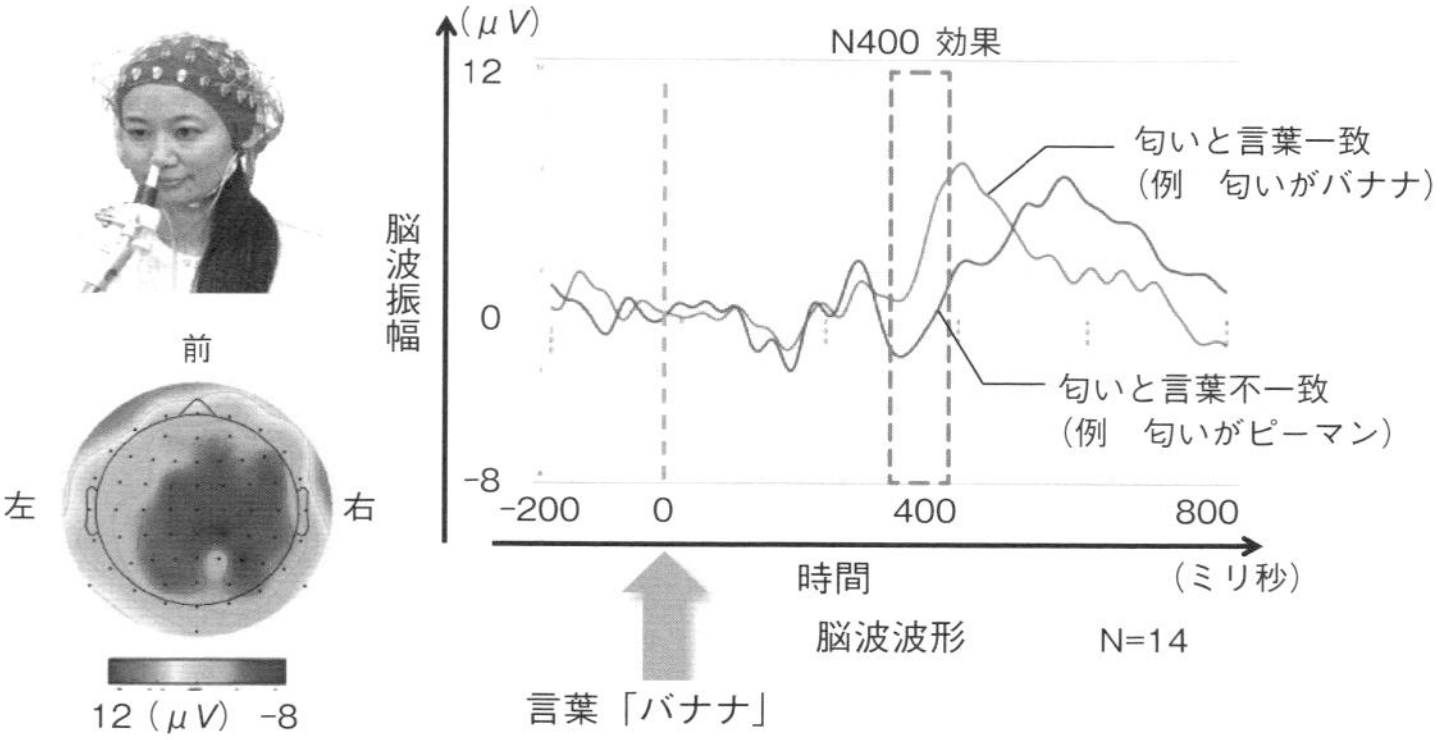


**図6**　脳波のN400効果による、匂いの意味記憶の測定

ある。ここでは、脳波計測によってヒトがその匂いに対してどのような意味記憶をしているか測る実験を紹介する。脳波で400 msec付近にネガティブにふれるN400という信号がある。これは自分の意味記憶と不一致なものが出てきた時に生じる信号である。つまり、ある匂いを嗅いで、ピーマンの匂いだなと思ったのに、バナナという言葉を見せられると、脳が「不一致」という反応をする、その時にN400が現れる[Olofsson et al. 2014]。N400の振れ幅で、どれくらい意味記憶と一致したかを測れるというわけである（図6）。また、脳波は脳の表面の活動しか測れないとされていたが、最近は、その脳波信号が脳内のどこからきているかという信号源推定もできるようになっている。

## 10　匂いのこれから

現在、ヒト嗅覚研究の大きな課題は、ヒトが匂いを嗅いだ時に脳で生じる信号をデコードできるかということである。機械学習を使うことになるが、それができれば、脳活動からなんの匂いを嗅いだか予測することができる。さらには、その時に心地よく感じているかいないかを測ることができるかもしれない。つまり、非侵襲的な方法を使って、ヒトが匂いに対してどういう意味づけをしているのか、価値を感じているのか、イメージをもっているのかというのを、測ることができる時代がくる。この流れで、今後、よくわからなかった曖昧な感覚である嗅覚の輪郭がもっとはっきりと見えてくると期待される。

このように、化学感覚シグナルというものは、多くの動物にとって、食べ物の情報、仲間か敵かの情報とかになるが、われわれヒト社会では、嗅覚は、食のおいしさを含めて、無意識のうちにクオリティ・オブ・ライフを上げるのに役立っている重要な感覚である。そういう意味で、今後、ヒトの嗅覚・匂いの意味と効果を測る、おいしさにおける香りの効果を評価する、匂いが心に及ぼす影響を測る、ビジネスに役立つ香りを見つける、患者さんの嗅覚特性を評価する、ヒトが感じる臭気を数値化する、こういった生活のさまざまなニーズと課題にチャレンジする研究が進むであろう。

ヒトは、電灯を発明して、明るい空間を獲得し、光の社会になった。そして、視覚と聴覚はバーチャルリアリティなど質感を再現できるようになった。しかし、一方で、その光の社会になって失ったものがある。それが嗅覚なのではないかと思う。今後、香りをヒト社会において有効活用していく方策を考えることが、未来社会の安心・安全、そして健康寿命を長くすることにもつながると思われる。

## 〈引用文献〉


Buck, L. and R. Axel 1991. A novel multigene family may encode odorant receptors: a molecular basis for odor recognition. *Cell* 65, 175-187.

Gelstein, S., Y. Yeshurun, L. Rozenkrantz, S. Shushan, I. Frumin, Y. Roth and N. Sobel 2011 Human tears contain a chemosignal. *Science* 331, 226-230.

Jaeger, S.R., J.F. McRae, C.M. Bava, M.K. Beresford, D. Hunter, Y. Jia, S.L. Chheang, D. Jin, M. Peng, J.C. Gamble et al. 2013 A Mendelian trait for olfactory sensitivity affects odor experience and food selection. *Curr. Biol.* 23, 1601-1605.

Markt, S.C., E. Nuttall, C. Turman, J. Sinnott, E.B. Rimm, E. Ecsedy, R.H. Unger, K. Fall, S. Finn, M.K. Jensen et al. 2016 Sniffing out significant "Pee values": genome wide association study of asparagus anosmia. *BMJ* 355, i6071.

McClintock, M.K. 1971 Menstrual synchorony and suppression. *Nature* 229, 244-245.

Miller, S.L. and J.K. Maner 2010 Scent of a Woman: Men's Testosterone Responses to Olfactory Ovulation Cues. *Psychological Science* 21, 276-283.

Niimura, Y., A. Matsui and K. Touhara 2014 Extreme expansion of the olfactory receptor gene repertoire in African elephants and evolutionary dynamics of orthologous gene groups in 13 placental mammals. *Genome Res.* 24, 1485-1496.

Niimura, Y., A. Matsui and K. Touhara 2018 Acceleration of Olfactory Receptor Gene Loss in Primate Evolution: Possible Link to Anatomical Change in Sensory Systems and Dietary Transition. *Mol Biol Evol.* 35, 1437–1450.

Okamoto, M., M. Shirasu, R. Fujita, Y. Hirasawa and K. Touhara 2016 Child Odors and Parenting: A Survey Examination of the Role of Odor in Child-Rearing. *PLOS ONE* 11, e0154392.

Olofsson, J.K., R.S. Hurley, N.E. Bowman, X. Bao, M.M. Mesulam and J.A. Gottfried 2014 A designated odor-language integration system in the human brain. *J. Neurosci.* 34, 14864–14873.

Schaal, B., L. Marlier and R. Soussignan 2000 Human foetuses learn odours from their pregnant mother's diet. *Chem. Senses* 25, 729–737.

**〈参考文献〉**

コルバン、アラン（山田登世子・鹿島茂訳）　一九九〇『においの歴史――嗅覚と社会的想像力』藤原書店。

東原和成ら　二〇一七『ワインの香り――日本のワインアロマホイール&アロマカードで分かる！』虹有社。

東原和成編　二〇一二『化学受容の科学――匂い・味・フェロモン　分子から行動まで』化学同人。

長谷川香料株式会社　二〇一三『香料の科学』講談社。

# 第2章 匂いと医学

柏柳 誠
Kashiwayanagi Makoto
感覚生理学

本章では、ヒトの嗅覚の重要性を医学的な観点から考察する。まず嗅覚を失ったらという視点から嗅覚の重要性を述べる。次に嗅覚機能が低下する要因を説明するとともに、低下した機能を回復させる手段を紹介する。

## 1 ヒトの嗅覚とはどういうものか

### (1) 嗅覚はもっとも古くからある感覚

ヒトの脳は著しく発達しており、脳の表面側の大脳皮質は、新皮質とよばれる領域と異種皮質とよばれる領域から構成されている。異種皮質には古皮質とよばれる古い脳があり、嗅覚の情報は古皮質とよばれる古い脳の領域に送られる。古皮質という名前が示すとおり、進化の過程の初期から生物は嗅覚を使っていたことが推測できる。

一方、嗅覚以外の聴覚、視覚、味覚、触覚などの情報は新皮質に送られる。名前のとおり生物が獲得してきた新しい脳部位である。これらのことから、生物は進化の初期から五感のなかでも嗅覚情報を重視して生きてきたと考えられる。

### (2) 脳の重さと嗅覚機能

哺乳動物の脳の重さ・大きさはだいたい身体の大きさに比例する。たとえば、体の大きなクジラは二六〇〇gから九〇〇〇gと重い脳を有しているが、体の小さなマウスの脳はわずか〇・三gしかない。

ヒトでは脳の重さは一三〇〇gもあるが、イヌの脳は六四gと小さい。しかし、イヌの嗅覚は、ヒトよりも優れているといわれている。実際、イヌは果物の匂い成分である酢酸アミルをヒトよりも一〇倍低い濃度で感じ、イオウの匂いがするフェニルエチルスルフィドは五〇倍低い濃度で感じることができる。たしかにイヌの嗅覚は鋭い。

### (3) 嗅覚が鋭いイヌはヒトよりも嗅球が大きい

じつは、匂いの情報量は大脳全体の大きさではなくて、匂い情報を処理する特定の部位の大きさが重要なのである。匂い情報は、鼻腔内の嗅細胞で受容され、嗅覚一次中枢として機能する嗅球という部位に送られる。嗅球が嗅覚には重要である。ヒトの嗅球の大きさはイヌの三分の一しかない。

ヒトの脳はイヌの二〇倍ほど重いにもかかわらず、匂いにかかわる嗅球は小さいのである。このことは、ヒトでは匂いに関する情報の量がイヌよりも絶対的に少ないことを表している。つまり、脳の中で処理するすべての情報の中で、匂いの重要性がイヌよりも少ないのである。

動物における生活環境や生命活動における匂いの重要性は、種によって極端に異なる。暗闇の洞窟で生きる動物と草原や森で生きる動物とでは、視覚や聴覚、嗅覚などの情報の処理に向けられている領域の大きさ、つまり匂いの重要性に違いがあることもうなずける。

ヒトでも、環境によって嗅覚の重要性は同じではない。民俗学の大家である柳田国男は、『明治大正史』の中で、「町に住する者の五感の中では、鼻だけがいつも稍々過分の休息を許されて居るやうである」と看破している。自然の匂いが豊かではない都会に住む人にとっては自然の匂いを感じることがさほど頻繁ではないように、環境や生活様式によって対象となる匂いやその多様性は同じではないことを意味するものである。

## 2　嗅覚はヒトに本当に重要ではないのか

ふだんから自然の匂いを感じることがない多くの人にとって、匂いはさほど重要ではないようにみえるが、「本当に匂いを嗅げなくていいのか」というと、じつはそうでもない。匂いは危険から身を守るために重要な役割をもっているからである。生物にとって嗅覚は生死にかかわる重要な感覚である。野生動物ならば嗅覚情報が使えないと、捕食動物に襲われる、あるいは、自分がエサを見つけることができないために餓死することになる。

## (1) 火事で亡くなる高齢者は多いが

安全な生活を送っている人間も例外ではない。たとえば、火事は長い人生で遭遇することは滅多にない。頻度は高くないが、いったん火事に遭遇すると、煙の臭いを初期の段階で察知することは生死に直結する一大事である。すなわち、危機から逃げることを可能にすることは嗅覚の役割の一つなのである。

火事が起こっている場所を特定できないほどの初期の段階で、「火事が起こっているかもしれない」という注意を想起して、早めに逃げる、あるいは、大きな火災を未然に防ぐことを可能にするのは嗅覚である。火事が起こると、異常を感じるのは嗅覚だけではない。味覚を除く五感のすべてが異常を察知する。炎を見る視覚、熱さを感じる温度感覚、木が燃えるパチパチという音を聞くには聴覚が必要である。しかし、匂い以外の感覚が察知する頃には身近に火が迫っていて、逃げることができない状況に陥っている。危機を素早く察知するためには嗅覚は必要である。

『消防白書』では、高齢者は火事で亡くなる人の数が多いと報告されている。高齢者が逃げ遅れるのは、運動機能が落ちているからと考えられるが、嗅覚の衰えも無視できない問題であろう。ヒトの嗅覚機能は六〇歳をすぎると、どんどん低下する。焦げている匂いを素早く察知できなくて逃げ遅れることも、高齢者に焼死者が多い要因の一つであると考えられる。

## (2) 嗅覚は食べ物が危険なものであるかどうかも判断する

嗅覚と食との関係として、嗅覚は食べ物が危険なものであるかどうかを判断する感覚でもある。かつて中国から輸入した餃子の中に、意図的に殺虫剤が混入されていたことがあった。ジクロルボスという農薬が混入された事例では、幸いなことに、その餃子を扱っていた人が流通の段階で、普通とは違う臭いがすることに気づいた。早期の対応ができたために大事にはいたらなかった。しかしながら、担当者の鼻の調子が悪くて、検知できなかったならば健康被害が生じた可能性もあった。

生死にかかわらない状況でも嗅覚はヒトにとって重要な役割を担っている。鰻丼をおいしく食べるためには、タレが焦げた香ばしい香りは欠かせない。おいしさには、匂いが重要な要素である。また、花を愛でる時に、花の形や色はもちろん大切だが、香りが存在するとより一層花を楽しむことができる。豊かに生きる、高いクオリティ・オブ・ライフの維持にも嗅覚が重要な役割を果たしている。

## (3) 匂いを嗅げない人は不安

匂いを嗅げない人がどのような不利益を受けるかを知ることで、嗅覚の大切さは一層明確になる。たとえば、生まれつき嗅覚障害をもっていて、匂いが嗅げない人では、四〇%近くが抑鬱、四〇%近くが不安、一〇%近くが抑鬱と不安の両方の症状を呈する。健常者は匂い情報を無意識のうちに得ているので気づきにくいが、匂いを嗅げない人は周りからの環境情報が十分ではないために、つねに不安を覚えていて抑鬱や不安などの神経症状を呈することが多いといえる。

また、何かの原因で嗅覚を消失すると、五年以内に死亡する確率が高くなることも報告されている。とくに、五七〜六四歳の人では、嗅覚を消失すると四〇％近くが五年以内に死亡したという報告がある［Pinto et al. 2014］。一方、嗅覚が正常な場合は、死亡率は五％程度にとどまる。嗅覚の喪失は癌、心臓発作、脳梗塞、糖尿病や心不全などよりも危険なリスクファクターであると分析されている（図1）。

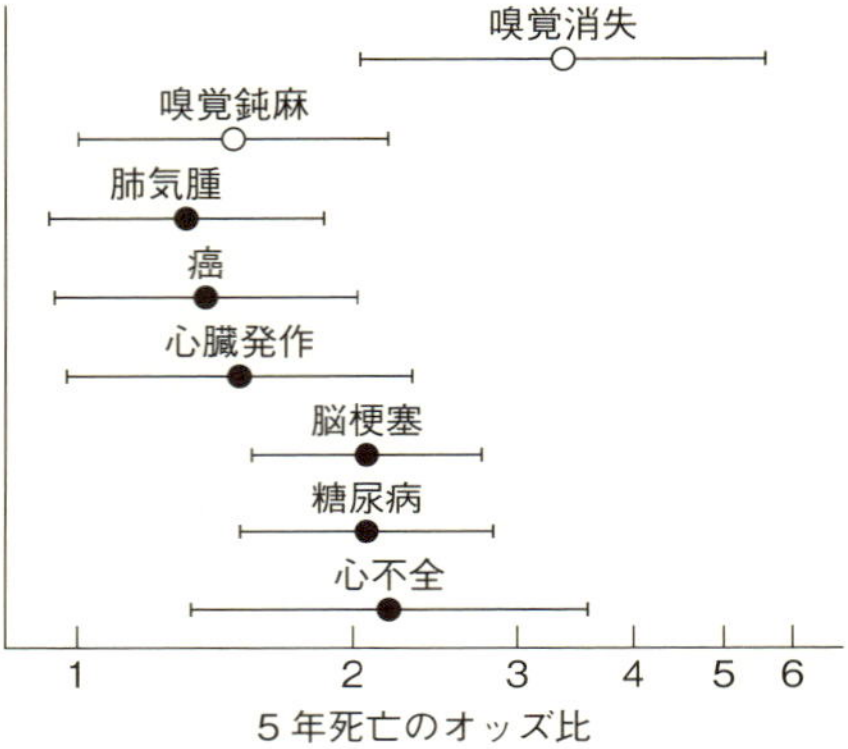


**図1**　各種疾患を有する患者の5年死亡のオッズ比
出典：［Pinto et al. 2014］を改変。

ただし、嗅覚障害そのものが寿命を短くする原因となるというわけではない。嗅覚機能の低下は、後述するアルツハイマー病やパーキンソン病などの病気の初期症状として現れることが多く、嗅ぐ能力が落ちることは健康的ではないことを示す一つの指標だからといえる。

また、嗅覚は、性生活とも相関がある。嗅覚を消失した人の性的な関係をもつ数を調べると、女性の場合は関係する人数というのは変わらないが、男性では正常な人と比べて関係する人の数が明らかに減っている。嗅覚の働きは多様である。

## 3　嗅覚機能が低下する原因

### （1）加齢

老齢になると誰しもが嗅覚機能の低下を経験する。加齢は嗅覚機能低下の一つの原因である。男性の場合は六〇歳、女性の場合は七〇歳をすぎると、嗅覚がどんどん低下する（図2）。

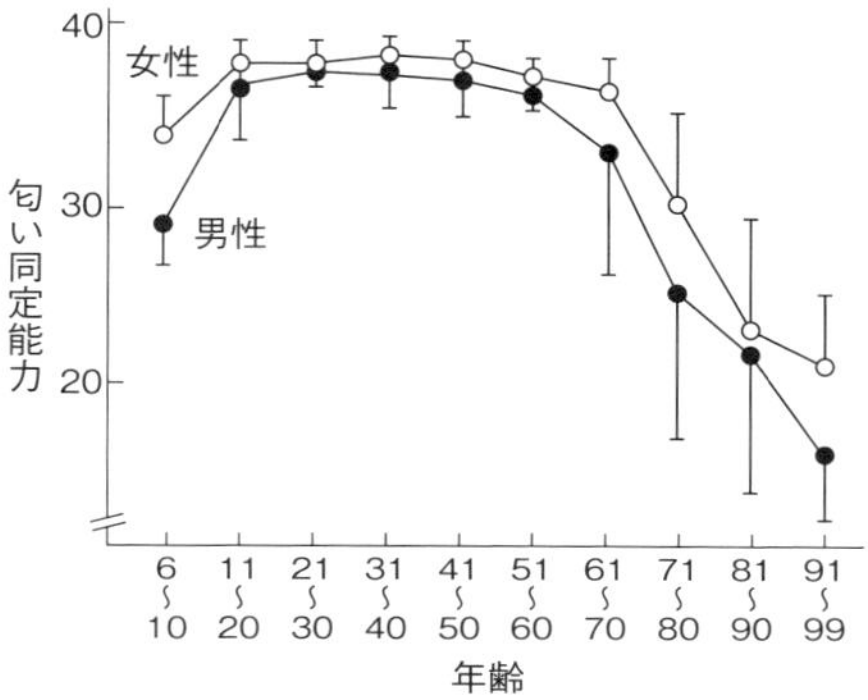


**図2**　匂い同定能力の加齢による低下
出典：［Doty 1989］を改変。

ヒトは空気中に存在する数十万種もの物質を匂いとして検知・識別している。空気中には、有毒な物質も含まれるので、匂いを感じる嗅細胞が自然に障害を受けることになる。嗅細胞の数が減って匂いを嗅ぐ機能を失ってしまう事態を回避するために、一定の割合で新しい嗅細胞が生まれつづけ、古くなった嗅細胞に置き換えられている。細胞が生まれてくる能力は年をとると低下するので、高齢者は嗅覚能力が低下すると説明できる。

実際、嗅細胞で構成される嗅上皮の厚みは、三〇歳代と比べて六〇歳をすぎると顕著に薄くなる。嗅細胞

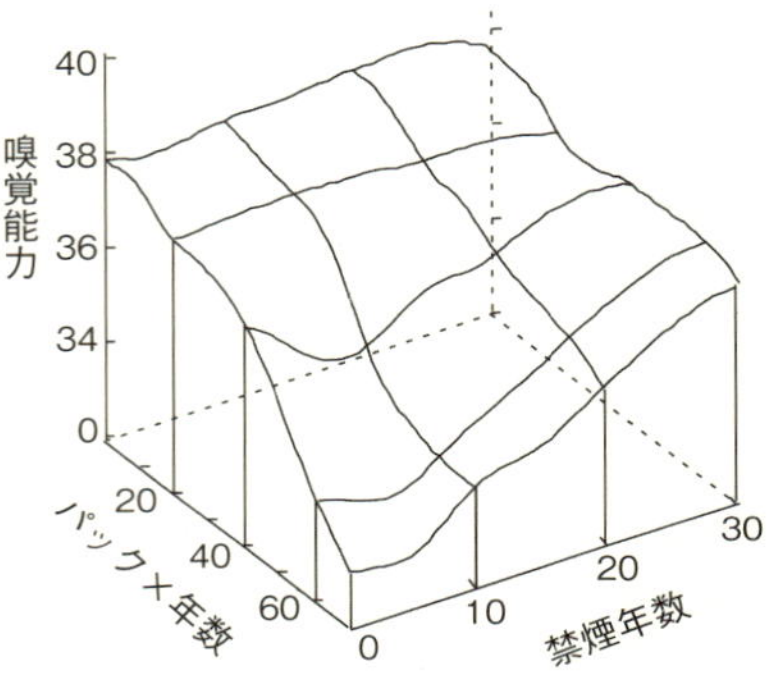


**図3**　喫煙による嗅覚能力の低下と禁煙による嗅覚能力の回復

出典：［Frye et al. 1990］を改変。

から情報を受け取る部位である嗅球も、その神経細胞の数は若年者と比べると九〇歳すぎの高齢者では四分の一程度にまで減少する。

　現代では、高齢者の嗅覚機能や認知機能の低下が社会問題化している。しかし、嗅覚機能が加齢で低下するというのは、アルツハイマー病などによる認知障害が加齢によって増加するのと同様に、平均寿命が延びた社会ではある程度仕方がないことといえる。神様が思った以上に人は長く生きることになったのであろう。

## (2) 喫煙の影響

　喫煙も、嗅覚障害の原因となる。一日に何箱のタバコを何年間吸ったかを横軸にとり嗅覚能力を縦軸にプロットとすると、長期間にいっぱい吸えば、どんどん嗅覚能力が低下する（図3）。動物実験では、タバコの中に含まれている化学物質をマウスの鼻に投与すると、嗅細胞が減少する。タバコに含まれている有害な化学物質は循環器の病気や癌を引き起こすことが広く知られているが、嗅覚障害の一因ともなっている。

## (3) 咀嚼不全との関係

咀嚼の不全も、一見無関係にみえるが嗅覚機能の低下との関連が報告されている。咀嚼の不全は脳の細胞新生に影響を与えることが明らかにされつつある。

中枢の神経細胞は大人になってから新しく生まれてくることはないと一般的にいわれているが、脳の中で二カ所だけ神経が新生する場所が知られている。一つは、海馬という記憶に関係する場所で、マウスやラットではかなり活発な神経新生がみられる。新しく生まれた神経細胞は、新しい記憶を形成するために必要であると考えられている。大人の脳で神経新生がみられるもう一つの場所は、脳室下層である。脳室下層は嗅球から離れた位置に存在するが、嗅球の神経細胞は、脳室下層で新生したものが移動してくると考えられているので、脳室下層の神経の新生は嗅覚情報処理に直接的に関係しているといえる。

咀嚼の脳機能に対する影響を調べる目的で、抜歯や歯を削る、あるいは、噛み応えがない粉末飼料を常食させることにより、咀嚼が十分に行われない動物のモデルが作製された。歯を抜いたり、粉末飼料を食べさせたマウスでは、海馬の神経新生が低下するとともに、マウスには自分がどこにいるかわからないという空間認知能の低下がみられた。

## (4) アルツハイマーの初期症状としての咀嚼不全と嗅覚の低下

アルツハイマー病の初期症状として嗅覚機能の低下と咀嚼の不全がみられるので、咀嚼の不全が嗅覚機能低下の一因となることが考えられる。

〈マウスで嗅覚機能を評価する実験〉

そこで、われわれはマウスを通常の非常に堅く嚙み応えのある固形飼料と、同じ成分の飼料を粉末に砕いた粉末飼料で飼育して嗅覚機能を調べた［柏柳ら 二〇一二］。

マウスの嗅覚機能の評価は、Y字の形をした通路を用いる。この通路をマウスは自由に行き来できる。一方のアーム（A）にはマウスが嫌う酪酸（ヒトも非常に臭く感じる）の匂いを流し、もう一つのアーム（B）には無臭の空気を流し、それぞれのアームでのマウスの滞在時間を調べるという方法を用いた（図4）。マウスが酪酸の匂いを検知できたら、嫌いな酪酸のアームで滞在する時間が短くなる。滞在時間を計測することでマウスの嗅覚機能を定量的に評価できる。

粉末飼料を食べた影響は、一日や二日では見られないが、一カ月間粉末飼料で飼育すると酪酸を流したアームと無臭のアームに滞在する時間がほぼ同じになった。これは、マウスが酪酸の匂いを感じることができなくなったことを示す。

脳室下層における神経新生は、粉末飼料で飼育しても一週間や二週間では顕著な変化は見られないが、一カ月間粉末飼料を食べつづけていると新しく生まれる細胞が目に見えて減少し、嗅球への新生神経細胞の供給が低下することになる。堅い物をよく嚙むことは、神経細胞の新生を維持して嗅覚機能を正常に機能させていると考えられる。

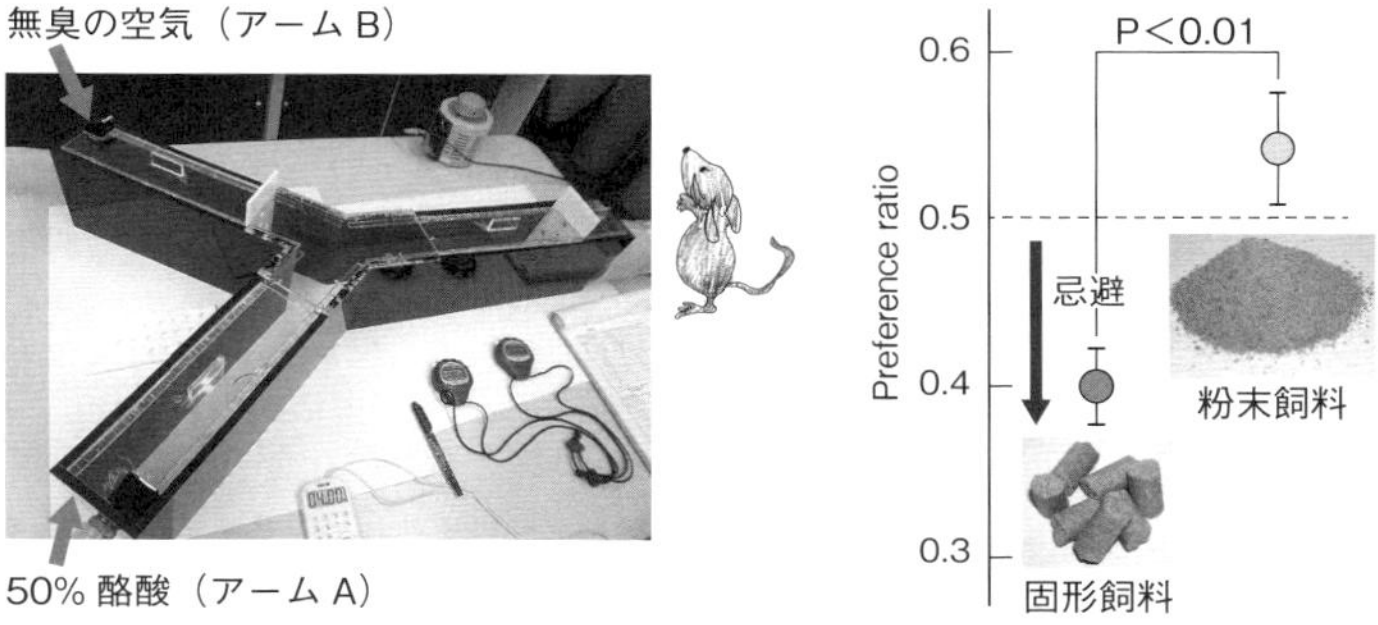


**図 4**　匂い識別能力を定量的に評価する Y 字迷路と粉末飼料飼育による匂い識別能力の低下

固形飼料飼育で飼育されたマウスは酪酸の臭いを嫌うために酪酸の臭いが流されているアームに滞在する時間が短く Preference ratio が 0.5 以下となる。一方、粉末飼料で飼育されたマウスは嫌いな酪酸を検知できずに Preference ratio が 0.5 近くなる。出典：［Utsugi et al. 2014］を改変。

人間が絹ごし豆腐のような柔らかい食品を一回や二回食べても嗅覚が衰えるわけではないが、一カ月間あるいはもっと長期にわたって柔らかいものばかりを食べつづけると、嗅覚機能に影響が出る可能性を示している。

### 〈咀嚼と嗅覚機能に関するヒトを用いた実験〉

マウスでの実験では、咀嚼が嗅覚機能と関連していることを支持する実験結果はあるが、ヒトでは現在のところ論文は発表されていない。

論文発表にはいたっていないが、筆者らの行った実験では、墨汁や木、香水、メントール、ミカンなどの一二種類の匂いを、六〇～八〇歳の被験者に呈示した。そして、匂いの種類を尋ねて、正答した数を調べたところ、歯の数が二〇本以上残っている被験者は一〇本以下しか残っていない被験者と比べて正答する数が統計的に有意に高かった。この結果から、歯が十分に残っていてよく噛むことができれば、老齢でも嗅覚機能がそれなりに保たれる可能性が示唆される。

また、一二種類の匂いのなかでも、すべての匂いを同定する能力が一様に低下するわけではない。たとえば焦げたニンニクの匂い、牛乳の匂いやハッカの匂いなどは嗅ぎ分けにくい。すべての匂いに一様に同じ影響を及ぼさない理由に関しては、現在解析中である。

## (5) 病気で匂いが嗅げなくなる理由

病気により匂いを嗅げなくなるのには大きく三つの要因がある。一つ目は、物理的な障壁である。風邪をひいた時の鼻づまりによって匂いが嗅げなくなることは物理的な障壁であり、しばしば体験する。また、鼻腔内に鼻水が溜まることで匂いが嗅上皮まで届かないことも同様である。

二つ目は感冒後の嗅覚障害である。風邪が治って鼻水が出ていないのに、匂いを感じることができないことがある。感冒後の嗅覚障害は、理由は不明であるが四〇歳以上の女性に多い傾向がみられる。また、全嗅覚障害のなかで二〇%ほどが感冒後に発症する。おそらく嗅細胞が変性、あるいは脱落したものと推測されるが、原因となるウイルスは特定されていない。また、副鼻腔炎が嗅上皮まで炎症を引き起こすことも嗅覚障害の原因となる。さらに、空気中に揮発した有毒物質や、頻度は低いが局所麻酔薬、降圧剤や抗生物質などのさまざまな薬が嗅覚障害を引き起こす。

三つ目は、神経系の障害である。交通事故などで、匂いを伝える経路が損傷すると匂いを嗅げなくなる。また、アルツハイマー病やパーキンソン病のような神経変性をともなう疾患で、匂いが嗅ぎにくくなることが報告されている。

アルツハイマー病では、神経細胞の減少にともない脳が萎縮して、記憶障害を含む認知機能が低下する。さらに病気が進行すると、妄想、幻覚や、いわゆる徘徊などの周辺症状を呈する病気である。アルツハイマー病の初期には、嗅覚機能低下がみられる。実際、アルツハイマー病の患者の嗅球の容積は、健常者と比べて小さい。また、脳室下層において新しく生まれてくる神経細胞の数は、アルツハイマー病の患者では減少している。

パーキンソン病は、手足の震えなどの運動障害を呈する脳の病気で、脳の黒質に存在しているドーパミンという神経伝達物質を放出する神経が減少するために起こる病気である。黒質の神経細胞は、脳室下層にも神経繊維を送っていて神経新生を調節している。このため、パーキンソン病の患者の脳室下層では、健常者と比べて、神経の新生が少なくなっている。同時に、これを反映するように、嗅球でも新しく生まれて移動してきた神経細胞が減少し、嗅球の容量が低下している。その結果、嗅覚障害が起こると考えられる。

ハンチントン舞踏病は、運動機能に関係する脳の領域の障害によって起こる病気である。非随意的に手足を動かして、あたかも踊っているような症状を見せる。ハンチントン舞踏病の患者は嗅覚感度と嗅覚認知能が低い。さらに、双極性障害、統合失調症や大鬱病の患者でも嗅覚機能の低下と嗅球の容量の減少が報告されている。

### (6) 嗅覚機能に対する生理的・心理的な影響

生理学的に説明が可能な影響としては、空腹時のほうが、満腹時よりも匂いに対する感度が高い、あるいは、匂い識別能力が高いことが報告されている。食後は血液中の糖の濃度が上がり、インスリンが分泌される。インスリンが嗅細胞に作用すると、匂いに対する応答性が低下する。すなわち、血糖の変化が匂いに対する感度を調節している可能性が考えられる。満腹の時は、エサの匂いを検知してエサを探す必要はない。満腹時には嗅覚機能を高めることよりも、嗅覚機能を休めて無駄にエネルギーを使わないほうが合理的で賢明なメカニズムである。

嗅覚以外の五感を介した感覚情報も、匂いの受容に影響を与える。たとえば、味は匂いを増強する。甘味は、サクランボの匂い成分の一つであるベンズアルデヒドを低濃度で感じることができるように作用するが、うま味はそのような効果をもたない。また、粘度が高い乳清や、さらに粘度が高いカスタードに溶かしたストロベリーの匂いは、水に溶かしたストロベリーの匂いよりも弱く感じられる。これは、触覚が匂い受容を抑制していることを示す。

嗅覚には心理的な影響もある。クリスマスのイベントには松、シナモンや柑橘系の香りのリンゴ酒がしばしば使われる。これらの匂いは、クリスマスソングの音楽と同時に摂取するとより強い喜びを感じるようになる。また、ポテトチップの匂いは、ポテトチップを食べている時の音を同時に聞くと、コーヒーを飲む音や無音よりも好ましく感じられる。これらの影響は、生理的な作用ではなく、心理的な作用によるものである。

## 4　低下した嗅覚機能の回復手段

喫煙が原因で嗅覚能力が低下した人の嗅覚機能を回復させる手段は、非常に単純である。禁煙をすると嗅覚機能は回復する（図3参照）。喫煙開始後も早めに禁煙すれば、それほど時間を要さずに正常に近い能力に回復する。一方、喫煙習慣が長いと、嗅覚能力が回復するのに長い時間がかかる。この場合、非喫煙者と同等の嗅覚能力まで回復することはないが、それでも嗅覚の能力は回復する。

咀嚼の不全については、マウスの実験で柔らかいエサを食べつづけることにより生ずる嗅覚能力の低下も、回復させることは難しくない。一カ月間にわたって粉末の飼料を食べたために生じた嗅覚能力の低下は、粉末飼料を固形の飼料に替えると回復する（図5）。ただし、回復には、粉末飼料を食べた一カ月間よりも、もう少し長い期間（三カ月）、固形飼料を食べつづける必要がある。

咀嚼による嗅覚機能の低下を脳室下層の神経新生の面からみても、粉末飼料を食べつづけていたマウスで減少した新生神経細胞は、固形飼料の摂取で回復する。この場合も、粉末飼料摂取に

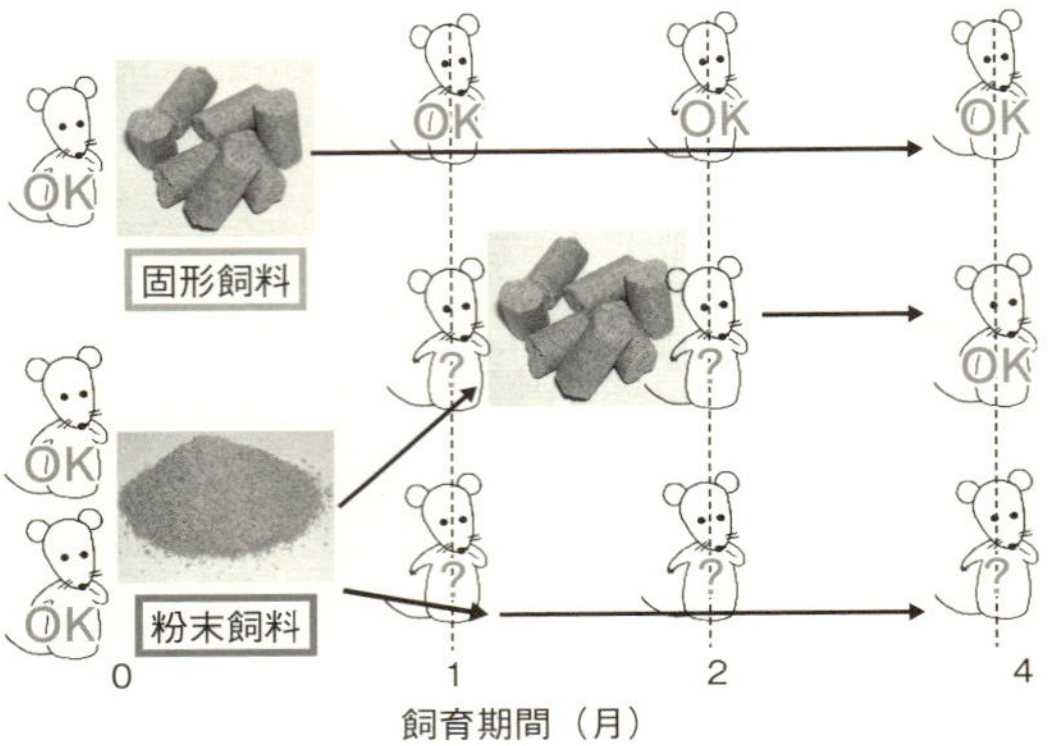


**図5**　固形飼料飼育による、粉末飼料飼育により低下した嗅覚能力の回復

よる嗅覚機能の低下にかかる時間よりも、固形飼料摂取による回復のほうが長い時間が必要と考えられる。

## （1）咀嚼による嗅覚機能改善のメカニズム

口腔での咀嚼が鼻腔に直接影響を与えている可能性は低い。前述したように咀嚼を大脳の内部に位置する脳室下層が仲介している可能性が考えられる。

われわれは、噛むことにより生ずる触覚が関係しているのではないかと想像している。歯が押された物理的感覚は、歯の付け根のあたりにある歯根膜とよばれる膜で受容され、大脳と脊髄の間に存在する脳幹に伝えられる。

脳幹の神経細胞は、固形飼料を食べると非常に活発に活動する。さらにこの情報は脳の各部位を介して、黒質に送られる。黒質は、脳室下層の神経新生を活性化する。咀嚼する必要のない粉末飼料だけを摂取していると、黒質の神経細胞は低いレベルの活動が続いて脳室下層の神経新生が低調となる。その結果、嗅覚機能の低下が生ずると考えられる。咀嚼が必要な固形飼料を摂取すると、新生神経細胞の数が徐々に嗅球で増えて嗅覚機能が回復するのであろう。

日常生活では、ウニのように、噛まないうちに溶けて至福のおいしさを感じる食材がいっぱいある。しかし、ツブやアワビのようにこりこりとした食感もウニとは別の至福である。日常生活のなかで、柔らかい食品だけに偏らずに、噛み応えのある食品も多くとると、嗅覚を維持するためには役立つと思われる。

## (2) 嗅覚トレーニング

積極的に匂いを嗅ぐことは、嗅覚トレーニングとよばれている。

匂いを嗅ぐ行動が匂いを嗅ぐ能力を向上させる。ドイツで行われた研究で、子どもに一二週間にわたって一日に二回、一〇秒間、ユーカリ、クローブ、レモンやローズなどの匂いを嗅いだ後の嗅覚能力が検査された。その結果、研究に用いたすべての匂いに対する嗅覚機能が向上していた。日常的に、いろいろな匂いを嗅ぐことが、嗅覚機能を維持する、あるいは、向上させる可能性を示している。ただし、残念ながら、嗅覚を完全に消失した人ではトレーニングは難しい。

## (3) 病的な嗅覚障害の治療

病気に起因した嗅覚障害は医師の診察を受けることが重要である。鼻腔の形態の異常を治すには、手術をして、鼻が通るようにする必要がある。あるいは、副鼻腔炎や花粉症は、抗炎症剤などで炎症を抑えれば良くなることもある。

風邪の後に生ずる嗅覚障害の治療は、有効な手立てが限られていた。しかし、金沢医科大学の耳鼻咽喉科の三輪高喜教授は、当帰芍薬散という生薬を積極的に治療に用いている。服用によって五〇％以上の嗅覚患者が治癒した、あるいは、二〇％近くの患者の障害が軽くなったという治療結果が得られている。

われわれは目が見えないと日常生活を送るうえで非常に困るので、積極的に眼科を受診する。あるいは、音が聞こえないと会話に困るので耳鼻科を受診している。一方、匂いの場合には、まあ匂いは嗅げなくてもいいや、と思ってなかなか耳鼻科を受診しない傾向がある。しかし、匂いを嗅げるようになる治療方法の改良は日々進んでいるので、病院に行って受診することが大切である。

## 5　まとめ

匂いを感じることができる重要性は、日常生活ではなかなか実感できない。しかし、本章で紹介したように、嗅覚は、やはり日常生活になくてはならない機能である。風邪をひいて香りを感じなくなると、食べ物をいつものようにおいしいと感じなくなる。おいしさを楽しむ日常生活には、想像以上に嗅覚が貢献していることが推測できる。先天的に嗅覚に障害を有すると、このような楽しみを享受できないので、精神的にも不安や抑鬱などの症状を呈することになる。嗅覚は、加齢、喫煙、病気などさまざまな原因でも機能が低下する。嗅覚障害は、原因によっては改善する治療方法が存在する。したがって、匂いを感じにくくなっても諦めずに、嗅覚機能の改善をめざし、豊かな生活を楽しむことができるよう前向きに生きることが大切である。

**〈引用文献〉**

柏柳誠・宇津木千鶴・松田光悦　二〇一二「脳室下層における神経新生と嗅覚機能」『日本味と匂学会誌』一九巻一号、七一-七八頁。

柳田国男　一九六七『明治大正史　世相篇』（東洋文庫105）平凡社。

Doty, R. L. 1989 Influence of age and age-related diseases on olfactory function. *Ann. N. Y. Acad. Sci.* 561, 76–86.

Frye, R. E., B. S. Schwartz, and R. L. Doty 1990 Dose-related effects of cigarette smoking on olfactory function. *JAMA* 263, 1233–1236.

Pinto, J. M., K. E. Wroblewski, D. W. Kern, L. P. Schumm and M. K. McClintock 2014 Olfactory dysfunction predicts 5-year mortality in older adults. *PLOS ONE*. 9: e107541.

Utsugi, C., S. Miyazono, K. Osada, H. Sasajima, T. Noguchi, M. Matsuda and M. Kashiwayanagi 2014 Hard-diet feeding recovers neurogenesis in the subventricular zone and olfactory functions of mice impaired by soft-diet feeding. *PLOS ONE*. 9: e97309.

# 第3章　匂いが伝える情報
## ——匂いの世界に何がみえるか

上野吉一
Ueno Yoshikazu
比較認知行動学・動物福祉学

### 1　はじめに

食べ物を味わううえでの香りや、時にドキッとさせられる香水の香り、その反対に不快・嫌悪を強く引き起こす臭いが存在するといったことなどから、ヒトにとって嗅覚はけっして軽視できない（すべきでない）感覚というとらえ方がある。また、ある匂いが過去の状況を生き生きと思い出させたりするなどといった、匂いの〝ミステリアスな働き〟にしばしば目が向けられる。一方で、ヒトにとって匂いのもつ情報の価値は高くないとして、嗅覚は必ずしも重要な感覚ではないというとらえ方もある。歴史的にみれば、アリストテレスはその感覚論で、匂いの感覚を「官能的」ということで、見るや聞くという感覚よりも劣ったものとしてとらえてきた。あるいはカントは、「主観的」であり理性に結びつかないとして、下等な感覚としてとらえた。

私たちヒトにとって実際のところ、嗅覚はどのような働きをし、どれほどの感覚世界をつくりあげているのだろうか。こうした観点から嗅覚を理解するためには、ヒト以外の動物にも目を向け、匂いはどのようにして、どのような情報を伝えあうことができるのかを考えることは有効かつ不可欠だといえる。そこで本章では、嗅覚あるいは匂い情報の特性を概観し、そのうえでヒトやヒト以外の動物において、匂いがどのような情報として働くことができるのかを考えてみたい。

## 2　人は自らの嗅覚をどのようにとらえているか

ヒトは「視覚的動物」としばしば評され、外部情報の多くを視覚から得ているという言説は巷でまことしやかに語られたりする。実際、ヒトは外部情報として、視覚に八〇％を依存しているなどという話まである（たとえば［教育機器編集委員会編　一九七二］）。そうしたとらえ方では、匂いはヘドニック（快・不快）の判断にもっぱら使われ、意識的に匂いにより対象を認識するということは少なく、情報としての価値は低いととらえられる傾向が一般的にある。こういった感覚間の優劣という考えは最初に記したように古くからあり、嗅覚は「官能的」だとか「主観的」だとかといったことからその情報は劣り、あまり役に立たない感覚とされてきた。

視覚に注目すると、ヒトやヒト以外の霊長類の多くは、他の多くの哺乳類と比べ「優れた目」をもっているといえる。霊長類は両眼の視野の重なりが多く、立体的にものを見ることができる。ヒトを含む狭鼻猿類では、さらに私たちヒトの多くが見ている豊かな色の世界をつくる三色型色覚が、その特徴としてあげられる（南米に生息する広鼻猿類では二色型色覚が遺伝的に多くみられる)。それに対し多くの哺乳類は二色型色覚であり、立体視は不得手である。とはいえ、おのおのの感覚は拮抗的な関係にあるのではなく、優れた視覚をもつことが視覚の優位性を生むことに一義的につながるとはいえない。

実際のところ、ヒトの嗅覚は鋭いのではないかと思わせる事例は見出される。ソムリエやパフューマーが、二~三万種の匂いを嗅ぎ分けることができるというのはよく知られていることである。あるいは、アラブでは匂い(体臭)により他者との〝相性〟が判断されたり[Hall 1966]、アボリジニが匂いを頼りに地中の水を探し出すことができるという逸話的な言説がある。

水の手がかりになる匂いとは、水そのものではなく、水に含まれる物質の匂いと考えられている。具体的には、その物質としてゲスオミン(gesomin)が知られている(図1)。ストレプトマイセス属などの細菌によって生産される物質であり、「湿った土」のような匂いとして感じられる。アボリジニに限ることなくヒトは、非常にこのゲスオミンの発する「湿った」ような匂いに対し、きわめて高い感受性をもつことが確かめられている。わずか数 ppt の濃度、すなわち二五 *m* のプールの中にゲスオミンを数滴垂らす程度の量でその匂いを感じとることができるのである[Polak and Provasi 1992]。これは、水が乏しい環境に住むアボリジニの「特殊な能力」というよりは、旱魃といった水を探し出さなければならないような状況において、ヒトはかつて、広くみられるこの細菌によってつくり出されている水気を表出するこうした匂いを、想像以上に利用していたに違いないと考えられている[Ventura et al. 2007]。現代人がこうした能力を発揮していないのは、ゲスオミンに対する感受性の高さが示すようにその能力がないあるいは退化したということではなく、むしろ現代社会においてその能力を必要としていないことが大きな原因とするのは、けっして的外れな認識ではないだろう。

じつは〝優れた視覚〟をもつ霊長類が、匂いをコミュニケーションという文脈においても用いることは少なからずある。たとえば原猿においては、匂い物質を分泌する臭腺が陰部をはじめ身体の複数箇所に発達しており、それぞれが異なる匂い情報を発する。原猿の一種であるワオキツネザルでは、他群との闘争の際、前腕にある臭腺からの匂いを擦りこんだ尾を相手に震わせて戦う。これは「臭気戦（stink fight）」とよばれ、匂いを積極的に用いた特異的な闘争行動として知られている。旧世界ザルのなかにも、見通しのあまりよくないジャングルに棲むマンドリルのように、オスの優位性を誇示したりするための匂いづけ行動をするものがいる。あるいは、ヒトにもっとも近縁な動物である類人猿のチンパンジーにおいても、発情期のメスの陰部の匂いを指で触ったりして嗅ぐということはけっして珍しい行動ではない。

このように、ヒトあるいは霊長類は実際には嗅覚をさまざまな形で用いており、視覚情報への依存度が仮に高いとしても、嗅覚の役割が単純には小さくなっていないことが示唆さ

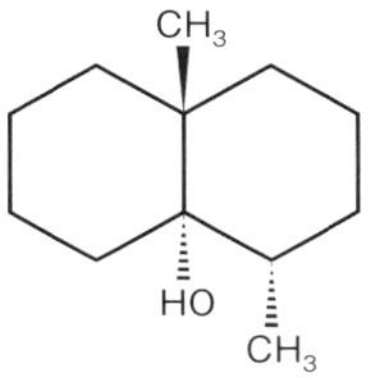


**図1**　ゲスオミン

雨が降った後の地面の匂いをもつ有機化合物の一種で、デカリン誘導体のアルコールである。ゲスオミン（gesomin）とは「大地の匂い」を意味する。

れる。むしろ視覚優位による嗅覚の抑制ないし劣化という認識は、言語やそれに基づく文字への依存度の高まりや、現代社会で利用される情報のモダリティがきわめて視覚優位になる傾向にあることなどによって引き出された、人間自身に対する誤ったものだといえるに違いない。

## 3　嗅覚ならびに化学感覚としての匂い情報の特性

匂いは化学物質によって刺激対象から伝わる感覚である。鼻腔内の感覚組織にある受容体に空気中の化学物質、すなわち「物」が受容されることで引き起こされる「化学感覚」である。味覚も同様の感覚である。これに対し視覚や聴覚などは、光や音波あるいは熱や圧力といった物理刺激によって引き起こされる「物理感覚」である。すべての感覚情報は、この二つのいずれかの性質をもっている。

また感覚を、刺激対象との距離をもとに、二つに分類することもできる。嗅覚は、視覚や聴覚などのように、刺激対象から離れていても感じることができる。こうした感覚は「遠隔感覚(distant sensation)」とよばれる。それに対し、味覚や触覚のように、刺激対象と接触ないし非常に近接して感じとられる感覚があり、そうした感覚は、「接触感覚(contact sensation)」とよばれる。

嗅覚の特性として、いわゆる「鼻がバカになる」と表現されるような、同じ匂いを嗅ぎつづけることによりその匂いを感じなくなるという現象がある。視覚や聴覚にはこうした現象はみられず、異なった性質である。この感じなくなるという現象には、次の三つの状態があることが知られている。

一　疲労（fatigue）：強い匂いを嗅ぐことによって、感覚疲労を起こし機能が一時的に抑制される。

二　馴化（habituation）：特定の匂いを嗅ぐことにより、その匂いのみを一時的に感じなくなる。

三　順応（adaptation）：ある匂いを頻繁に嗅ぎつづけることにより、その匂いが感じなく（感じにくく）なる。

これらの現象の二番目と三番目は、単に鼻が利かない、すなわち情報処理ができなくなりマイナスの意味しかないのではないかと考えられることがある。このことから、匂いを介して授受される情報量はきわめて乏しい、といわれたりする。

ヒトでは、匂い物質は鼻の天井部に位置する鼻粘膜にある嗅細胞の受容体によって受けとられる。動物によってはさらに、口蓋から鼻腔に通ずるところに位置する鋤鼻器《じょびき》（ヤコブソン器官）で匂い物質の受容が見られる（図2）。後者は、フェロモンの重要な受容機関として知られている。「ウマが笑う」という表情は、この器官に匂い物質を送りこんでいる際のものである。ヒトにおいても鋤鼻器が存在するという報告はあるが、新生児などで痕跡的なものが見出されることはあっても、受容細胞が機能している状態で見出された報告はない［Smith and Bhatnagar 2000］。

したがってヒトは嗅粘膜が基本の匂い受容部位となる。

嗅覚は、嗅粘膜から嗅球に入り、その嗅索を通じ嗅皮質（前梨状体・扁桃核など）へつながり、最終的に視床を介し眼窩前頭前野へといたる投射経路で形づくられている（図3）。それは、他の感覚と異なり、視床をへずして直接大脳に投射している唯一の感覚であり、原始的あるいは生

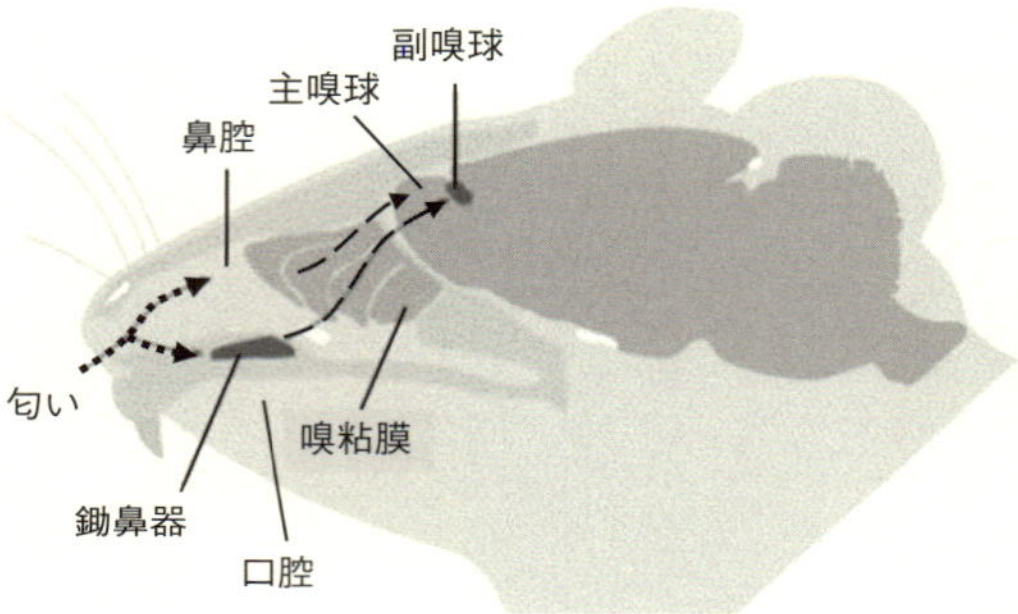


**図2**　匂い受容器官の位置
ヒトでは嗅粘膜にある嗅細胞上の受容器が匂い分子を受けとる。しかし、多くの動物には鋤鼻器とよばれる、口蓋付近にあり鼻腔あるいは口腔に開いている受容器官がある。嗅粘膜からは主嗅球へ、鋤鼻器からは副嗅球への嗅神経の投射がみられる。

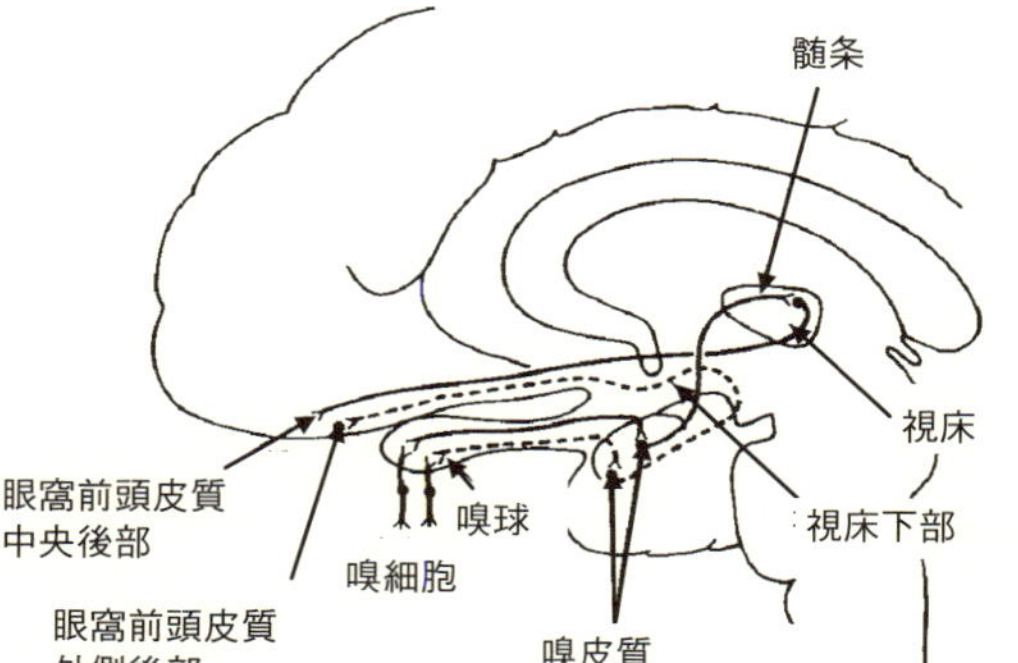


**図3**　嗅覚の中枢での投射経路
匂い分子は嗅細胞の受容器で受けとられ、その応答は嗅球から嗅皮質を経由し、眼窩前頭皮質へと投射される。霊長類では視床下部を経由する経路には二通りが見出されている。
出典：［高木 1980］。

物的と評されるものである。その投射が扁桃核へダイレクトに入り、さらには海馬へとつながることによって、快・不快、あるいは記憶や感覚間統合などといった心理的な働きへ強く影響を与えると考えられる。実際、匂いによる心理的反応はヘドニック、すなわち快・不快、好き・嫌いを基本としたり、他の感覚刺激よりも過去の場面記憶、すなわち複合感覚記憶を想起させたりといったことなどが指摘されている。情報の特異的な処理過程が、こういった匂いによる感覚世界を特徴づけるうえで大きく関与しているといっても過言ではないだろう。

匂い受容体はヒトにおいては約四〇〇種類、ラットやイヌなどでは約一〇〇〇種類、さらにゾウでは約二〇〇〇種類もあることが明らかにされている[Niimura et al. 2014]。各受容体が受けとる匂い物質は、鍵と鍵穴のように決まっていて、特定のもののみに限定されている（二七頁参照）。受容体で受けとられた刺激は、すでに述べたように脳の下部にある嗅球にまず投射される。嗅球での投射先は、受容体のタイプごとに分類されるような形で配列される（図4）。これによりあるものがもつ匂いのパターンが抽出され、さらに上位の部位による処理をへることになる。たとえばコーヒーには数百種類の匂い物質が含まれており、そうした匂い物質の種類や濃度、あるい

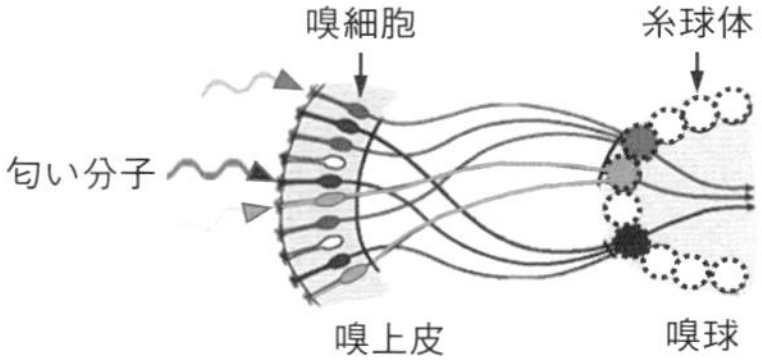


**図4**　嗅細胞の嗅球への投射パターン
同種の匂い受容体をもつ嗅細胞は特定の糸球体へと軸索を伸ばしている。また、嗅粘膜上の受容体の分布はゾーニングされており、嗅球のそれに対応する糸球体にも同様のゾーニング（匂い地図）がみられる。

は認知的な強度で知覚のパターン・プロファイルが作られ、それをもとに私たちはたくさんあるなかから「ある匂い」を感じとっている。

ジャスミンは濃度が適度な場合は非常に芳香として感じられるが、濃い場合は糞便臭に近いような悪臭として感じられる。これは濃度の違いにより、受容する受容体の種類や数に違いが生じ、その結果パターン・プロファイルが異なることで別物の匂いの質が感じとられるからである。すべての匂いにおいて、濃度によって感じとられる匂いの質にこうした大きな差異があるわけではなく、受容体と匂い物質の親和性といった関係性で生じるものと考えられる。

先に述べたように、匂いは物質によって媒介され、一度放出された匂いすなわち物質はそれ自体として、光を消したり音を止めたりするのとは異なり、瞬時に消し去る（オフにする）ことはできない。一方、さまざまな匂いによる刺激情報は次々と来て、嗅覚器官に受けとられる。ここに物理感覚との処理の基本的な違いがある。絶えずすべての匂い情報を処理していたのでは、処理容量を超えてしまう危険性がある。そのためすべてを処理するのではなく、一度処理が済んだ（知覚した）情報は処理過程から取り除き、新たな匂いの処理を進めるように脳が働いていると考えられる。

実際、匂いを感じなくなった（馴化）状態でも嗅覚神経系の末端では反応が見られるが、中枢では反応が制限されていることが確認されている［伊藤 一九六八］（図5）。あるいは日常的な経験として、たとえばニンニクをしばらく嗅いでその匂いを感じなくなった状況にあったとしても、ガス漏れの匂いといった異なる匂いがわずかでもあれば、敏感に感じられることは予想に難くない。匂い刺激は一度拡散するとオン／オフできないが、受けとる側の処理段階でオン／オフさせ取捨選択することによって、効果的な処理が可能になる。このように、じつは容易に「鼻がバカになる」すなわち「鼻が利かなくなる」ということが、嗅覚の情報処理としての機能を制限していると単純にとらえることはできないのである。

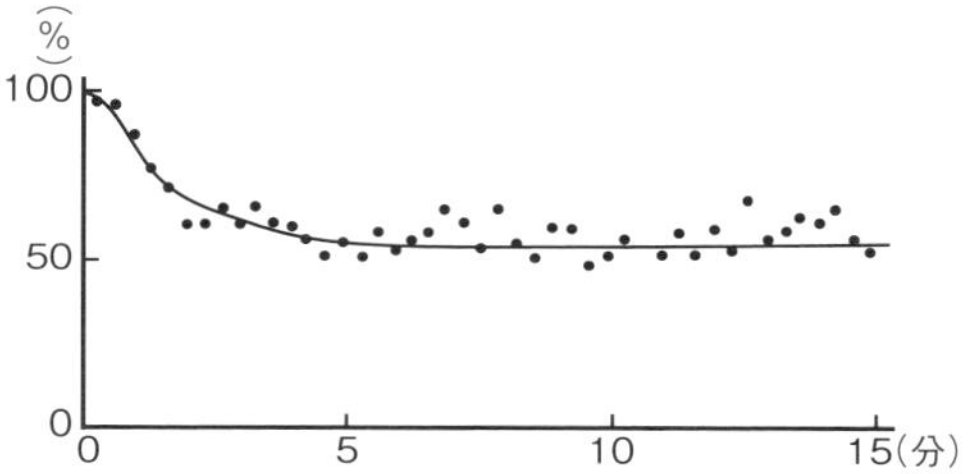


**図5** 匂いに対する嗅神経応答の時間的推移
匂いを受けとる末端である嗅神経は、同じ匂いに暴露されると、5分程度で応答強度を半分程度にまで減少させるが消失することはない。しかし、認知的には、短時間で匂いはほとんど知覚されない状態になる。
出典：［伊藤 1968］をもとにトレース。

イヌがわずかに残された匂いをもとに、人を追跡したり探し出したりできることはよく知られている。あるいは空港などで、イヌが多くの荷物の中から麻薬を探し出すことに使われたりもしている。ヒトでは、こうしたことは不可能である。わずかな匂いを検知する能力（検知閾）は、イヌのほうがはるかに優れている。イヌあるいはその祖先であるオオカミにとって、匂いは獲物を探し出したり、追跡したりするうえで非常に重要な手がかりである。一方、たとえばイヌにとっては本来食物としての意味のないバナナの匂いを嗅がせた場合の検知閾は、ヒトとの差はさほど大きくはないという報告がある［Walker and Jennings 1991］（図6）。本来獲物を追跡するうえで有効な皮膚からの匂い（たとえば脂肪酸）などへは感受性が非常に高いが、そうした意味をもたない匂いに対しては高い感受性を必ずしももたない、ということになる。ただしイヌは訓練を施されることによって、その高い感受性が向けられる匂いの種類の幅は広げられる。つまり、訓練によって、麻薬といったような本来イヌにとって意味をもっていない匂いを、非常に低濃度であっても検知することが可能になる。このようにイヌはヒトよりも、わずかな匂いを探り当てるという点（検知閾）ではたしかに優れている。

こうしたイヌとの比較をもってして、ヒトの嗅覚は劣っているとか、退化しているというとらえ方がしばしばされることがある。しかし、匂いの強度のわずかな差異を識別できる能力（弁別閾）に関しては、イヌ同様に嗅覚が鋭いラットなどのデータから見ると［Davis 1973］（図7）、イヌであってもヒトと比べてはるかに優れているとはいえないと推測される。またヒトでは、一般の人であっても一万種程度の匂いは識別することができ、前述したようにパフューマーやソムリエといった匂いへの感受性が高い（あるいは高度な訓練を積んでいる）人では数万種もの匂いを識別できる。あるいは、十分な濃度があれば、ヒトは匂いによって人を識別することもでき、その能力は新生児においても存在する［Macfarlane 1975; Porter and Winberg 1999］。ヒトの嗅覚は「嗅ぎ分ける」という点においては役に立たないほどのものではなく、むしろ反対にその能力は高いとすら評価しても過言ではないだろう。

このように嗅覚の機能を評価する場合、ついイヌなどで顕著に目につくわずかな匂いを「嗅ぎ出す」という能力に注目するあまり、反対に「嗅ぎ分ける」という能力を過小評価しがちである。これは匂いの質の言語表現化が容易ではないということが大きく影響している可能性が考えられる。いずれの文化においても匂いを言語表現する場合、物の名前などを用いることがほとんどで、匂いに関する固有の語彙はきわめて未発達の状態にある。視覚刺激や聴覚刺激などと異なり、匂い刺激そのものは対象を共有化することが非常に難しい。対象を共有化できないというこ

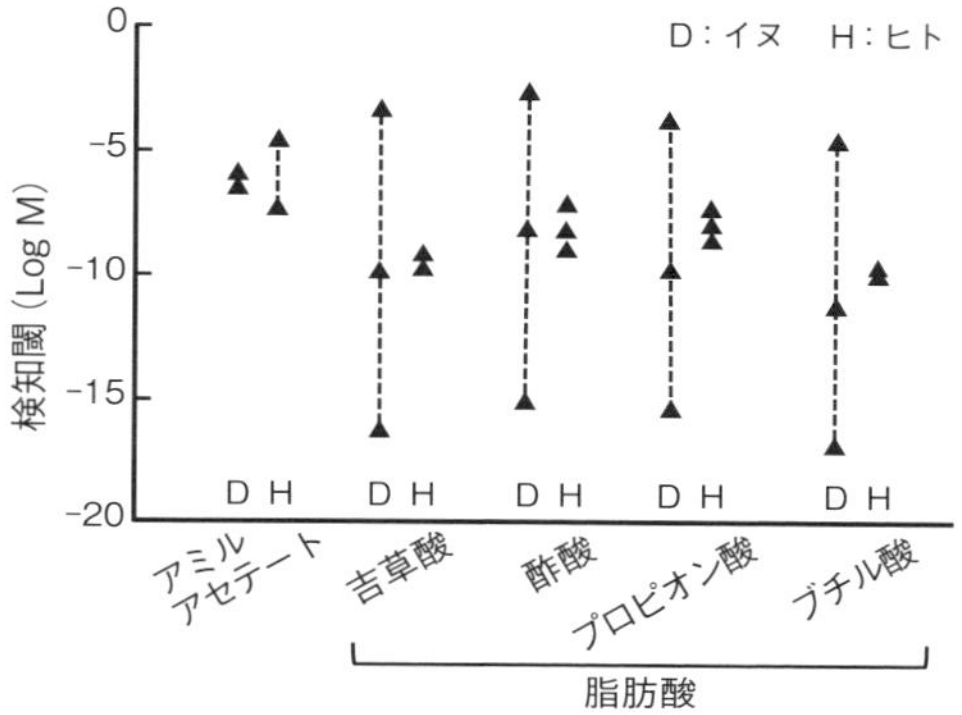


**図6**　ヒトとイヌにおける匂い分子による検知閾の違い

汗等の皮膚上からの匂い物質である脂肪酸に対する検知閾は、イヌのほうが非常に低くなる傾向にある。すわなちわずかな匂いでも嗅ぎとることができる。一方、バナナ臭（アミルアセテート）に対しては、ヒトとの大きな違いはみられない。

出典：［Walker and Jennings 1991］を筆者が改描。

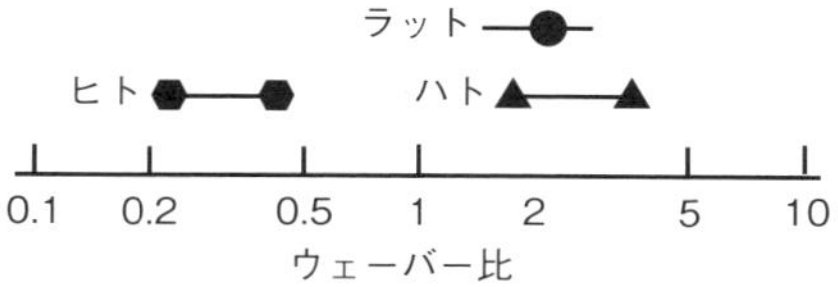


**図7**　さまざまな匂い刺激に対する弁別閾（ウェーバー比）の変異

元となる刺激量の強度（匂いの濃度）を$R$とし、これから強度を変化させていった際にその変化を知覚できる強度に対応する強度の差（弁別閾）を$\Delta R$とすると、$R$の値にかかわらず「$\Delta R/R$ ＝一定」が成り立つ。この一定の値をウェーバー比という。したがって、値が大きいほど、違いを知覚するには変化量が大きくならなければならないことを示す。

出典：［Davis 1973］を筆者が改描。

とは、体験の共有化も難しいということになる。

匂いの有無に関する「嗅ぎ出す」ことに共通の目を向けやすいことに比べ、対象さらには体験が共有できないなかでの匂いの違いを、共有した認識としてとらえることは難しい。そのため、匂いを「嗅ぎ分ける」ことは、社会（とくに近代都市社会）としては重きがおかれることがあまりなかったのだろう。

ここまでみてきたような嗅覚の特性やそれに付随する機能的制約により、少なくとも近代化された社会においてはヒトの嗅覚が顧みられることはきわめて少なく、これによってもまた嗅覚に対する誤った認識が生まれたのだろう。

## 4　新奇食物情報の社会伝播——ラットに関するギャレフの実験

ヒトもヒト以外の動物も、新奇なものを何でも不用意に口にはしない。警戒をし、注意深く探索をしつつ、口に入れていく。ヒトでは他の人がおいしいものを食べた話を聞いたりすると、見たことのない食べ物だとしても食べたくなったりする。あるいは、その食べ物を実際に目の前にした際に、口にすることへの躊躇いが弱まったり、むしろ積極的に興味をもったりすることはよくある話である。ヒト以外の動物においても、仲間がどこかで新奇の食べ物を食べてくると、その食べ物に対する警戒心が弱まり、出合った際に口にしやすくなることが知られている。ヒトのように仲間同士で言語を介した具体的な情報のやりとりをすることなく、また食べている場面に出くわしているわけではないにもかかわらず、どのようにして仲間が「安全に食べた」ことを理解しているのだろうか。

食べ物を食べた後の様子から、何を食べたのかを読みとる。口の周りに付着し残っている食物の欠片の味や匂いから、食べ物をとらえているのではと想像できる。とはいえ、単に放置されている物から食べ物を選び出すこと以上に、仲間からの情報は新奇食物に対する抵抗を下げるより積極的な働きをもっている。仲間の存在と食べ物の情報が何らかの結びつきをもつことにより、食物に関する情報の伝播は起こっているのだろう。

ギャレフは、ラットのなかでこうした食物の伝播がどのように生じるかを詳細な実験によって明らかにした［Galef 2002］。彼は、手本となるラットに新奇の食べ物を実際に食べさせたり、食べさせることなく口の周囲等に付着させたり、あるいは死体の口等に付着させたりして、未経験のラットに提示した。そうしたさまざまな状態の手本ラットとのかかわりをもたせると、食物の伝播は手本ラットが実際に食べた場合でのみ成立した。

そこでさらに、手本ラットに摂食後に麻酔をかけ、観察ラットと一切のコミュニケーションがとれない状態での提示を行ってみた。この場合でも、伝播が引き起こされた。ラットは具体的に情報伝達のために能動的な何かをしているのではないことになる。しかし、先の実験とも合わせると、他個体と食べ物に関連する情報があればよいのではなく、手本となる個体が「実際に食べ」かつ「生きている状態」にあることが食物の伝播には必要だと解釈できる。

ギャレフはこうした一連の実験から、ラットは新奇食物の匂いと呼気に含まれる硫化物の匂いが混じり合い吐き出される手本個体の息を嗅ぐことによって、新たな食物の匂いを学習することを明らかにした。

こうしたギャレフの研究は、匂いだけに基づく食物情報の伝播が、どのように生じるのかというメカニズムを解明したことにまずは大きな意義がある。それに加え、匂いが何の匂いあるいは食べ物といった、単に対象を示したり判断の手がかりを示したりするだけではなく、匂い情報の価値という面で匂いが組み合わさることにより情報内容が大きく変わりうる、つまり匂いが複雑な情報を構成できるということを示した点でも評価できる。

## 5　嫌悪臭と匂いに対する嫌悪学習

ヒトの匂いに対する反応はヘドニックに関するものが強く出る。とくに腐敗臭や汚物臭などに対してのように、嫌悪感を強く引き起こすことがよくみられる。しかし、多くの動物においては、生得的に嫌悪あるいは忌避したりする匂いはあまり多く存在しない。たとえば腐敗臭を提示しても、草食獣・肉食獣のいずれの種においても嫌悪反応を示すことはほとんどない。イヌやネコが古くなった食べ物であっても平気で食べるということは、日常目にすることである。しかし、動物は匂いへの注意が低いことを、当然ながら示しているのではない。

たとえば、あるものを食べて中毒を起こし不快感を経験すると、動物はその食べ物の匂いを避けることを学習する。これは「嫌悪学習」とよばれる現象で、通常の古典的条件づけと次の三点において異なる特徴をもっている。

一　一試行学習：わずか数回、ときには一回で強力な嫌悪が獲得される。

二　長時間遅延学習：通常は条件刺激と無条件刺激の提示が時間的に接近する必要があるが、嫌悪学習は数時間空いても成立する。

三　選択的連合：消化器系の不快感（嘔吐反応）は嗅・味覚刺激とは容易に連合されるが、視・聴覚刺激とは連合しにくい。

感覚とそれに結びつく事象には、こうした生得的な関係性をもっている場合がある。

また嗅覚の記憶は他の感覚記憶と強く結びつくことがあるという指摘がある。ある匂いを嗅いだ時に、かつてそれを経験した状況をまざまざと思い起こすという現象で、「プルースト効果」とよばれる。これは嗅覚が他の感覚とは異なり、記憶、情動、感覚統合の中枢部位である扁桃核へ直接投射されることに起因すると考えられる。このため、強い「情動体験」をともなった経験が、複合感覚的に匂い刺激により想起される。それはたとえば、スイカの香りで「小さな時に田舎に行き、祖母と一緒にした花火の場面」といったものである。脳の基本的な構造や投射経路が同様である哺乳類においては、ヒト以外でもこうした記憶現象は生じる可能性が考えられる。

人において嗅覚は、前述のようにヘドニックな反応を引き起こしやすい。しかし、そうした反応は個人間で必ずしも一様ではなく、文化間でも差異がみられる。文化間で匂い（食物臭）の認識を比較すると、いずれの文化においても「甘酸っぱい匂い（果実臭）」や「焦げ臭い（焦臭）」というカテゴリーがみられた。また「甘酸っぱい匂い」への嗜好性は、いずれの文化においても一様に高かった。一方、「発酵臭」ないし「腐敗臭」と識別される匂いのうち、どの匂いを嫌うかは一様ではない［上野 一九九八］。たとえば日本人にとり納豆や漬物の匂い（発酵臭）は一般に不快とは認識されないが、食べた経験のない人たちにとっては不快臭（悪臭）と受けとられることは、日常的にしばしば経験することである。こうしたことも、不快・嫌悪と認識する匂いかが生得的に必ずしも定まっているものではないことを示す。

そもそも発酵と腐敗は現象としては同じもので、人の都合により決められるものである。発酵臭と腐敗臭は、文化による利用の仕方のなかで経験・学習し、獲得されるものだといえるだろう。これはまた、匂い（あるいは味）で食べ物の安全性を識別できなくなっているという、昨今指摘される社会問題とも合致する。

## 6　主要組織適合性遺伝子（MHC）による個体臭の識別と嗜好性

イヌが匂いにより個体を識別できることはよく知られていることである。じつは人間も匂いで個人を特定することは、ある程度の匂いの強度があれば不可能ではない。乳幼児が母親を匂いで認識できることは、実験的に確かめられている。あるいは幼児が、自分の使い慣れた、すなわち自分の匂いの染みついた毛布や縫いぐるみを身近に置くことで安心感を保つことがある。これは

「安心毛布（セキュリティ・ブランケット）」等として知られており、洗ってしまうと〝効果が弱まる〟ことから、匂い（自己臭）が重要な要素だと考えられている。

山崎らは遺伝子を操作したマウスを使用した一連の実験から、個体臭には免疫に関する「主要組織適合性遺伝子（ＭＨＣ）」が関与していることを明らかにした［Yamazaki et al. 1976; 2007］。個々人がおのおの独自の匂い物質（化学物質）をもつのではなく、ＭＨＣに基づきつくり出される匂い成分のパターンの違いが個体差を生むと考えられている。

異性の個体臭に対する嗜好性を、ＭＨＣの近さすなわち血縁度の近さをもとに比較すると、非常に近い者（近親者）の匂いへの嗜好性は低いことが示された。反対に非常に遠いものに対しても嗜好性は低かった。こうした結果は、遺伝的にあまり近すぎずかつ遠すぎない関係性のなかから選ぶということにつながる。つまり近親交雑を避け、また異種との交雑を避けるという生物学的な〝原則〟に即したものだといえる。

人において、「自己臭症」として自己臭の認識が統合失調症等で問題になることがある。臨床的には認知的な問題として一般にはとらえられている。しかし、統合失調症では実際体臭の変化や、感覚の鋭敏化が生じることが知られている。実際の体臭変化が、安心毛布の場合とは逆に、不安等の負の心理的状態を引き起こし、病状へ影響している可能性も考えられる。

日常のなかで他者の匂いへの好き嫌いや、さらには自分の匂いを実際に意識することは、汗臭いといった〝不潔度〟に関するもの以外ほとんどないだろう。しかしじつは体臭は、このように精神的な安定性の維持をはじめとして、いろいろなところで意識することなく作用しているのである。

## 7 匂いによる情動の伝播

さまざまな物が、おのおの特異的な匂いをもつ。そうした物から発せられる匂い情報は、短い時間でみれば不変的であることが多い。変化しないことによって、むしろその対象は特徴づけられる。身の周りに漂う匂いを、脳がふるい落とすことで、絶えず新たな情報をとらえられるようになっていることは先に述べた。

一方、身体から発せられる匂いのように、さまざまな臭腺から分泌されている物質により作られる匂い情報には、発信者側による制御が存在する。たとえば、先述したワオキツネザルにおける臭気戦のように、使用される臭腺はいくつかあるもののなかから特定のものに限る（ただし単一の臭腺とは限らない）ことで、発する匂い情報はつくりあげられたりする。

身体から発せられる匂いは、生理的な状態に応じ成分が変化することも知られている。生理的変化は、繁殖周期のような比較的長い時間をかけて変化する場合や、喜びや緊張といった情動の変化による影響のように短時間で生理状態が変化する場合もある。緊張したり、怒りを感じたりした時、ヒトは手や脇の下などに瞬時で汗をかくことがある。情動の変化に応じて、身体は一瞬にして反応しているのである。こうして分泌される汗には、ストレスホルモン由来の物質が含まれたりして、情動に対応した成分の変化があると考えられる。動物によっては発達した臭腺をもっており、それぞれの臭腺あるいはそれらの組み合わせによって恐怖や不快といった情動を匂い情報として伝えることができる。

たとえばイヌはイヌ同士で、こうした匂いによる情動の伝達を行うことができる。また、イヌはヒトの情動変化を匂いにより識別できることが確かめられている。リラックスしているヒト、あるいは緊張しているヒトを目の前にした場合、イヌが匂いを嗅ぐ頻度や身体の部位に違いが見られる［Siniscalchi et al. 2016］。緊張しているヒトでは、手等をより強く嗅がれる。こうしたイヌの反応は、ヒトが情動に合わせた体臭の変化を引き起こしていることを示唆する。

ふだんの生活においても、私たちは情動に関連する匂いを感じとっている場合がある。たとえば、非常に楽しく和やかな雰囲気の空間は、その状況を十分に理解していないとしても、その雰囲気を感じとることができることがある。反対に、険悪な状況にある空間には、入りこんだだけで緊張感や嫌悪感といった居心地の悪さを感じることがある。こうした感覚は、そこにいる人たちの表情や声色によって引き起こされることは当然あるだろう。しかし、そうした状況を見聞きする前に、まさに雰囲気（atmosphere：空気）を察知できることがあるのも確かである。それは、イヌがとらえることができているように、ヒトもまた身体から発する匂いによって相手の情動を感じとっていることを示唆しているだろう。

## 8 おわりに

実際のところ、匂いを介した情報のやりとりが、どのような内容を、どのように、どの程度行われているのかに関して、科学的にはまだ十分に明らかにされていない。それらはヒト以外の動物との比較や、経験的なものから、その可能性を示されているものが少なくない。とはいえ、私たち人も匂いの世界を、少なくとも〝近代化〟した生活を送る私たちはほとんど意識することはないとしても、経験している。本章において概観したように、匂いは「対象の特性」を示すのみならず、場面や雰囲気などといった「場の特性」も伝える〝豊かな〟世界を本来築いている。改めてそこに目を向け意識化していくことは、私たちの感覚・認知世界をより豊かなものにしてくれるに違いない。

〈**参考文献**〉

伊藤勝広　一九六八「哺乳類の末梢嗅神経系の電気生理的研究」『北関東医学』一八巻四号、四〇五-四一七頁。
上野吉一　一九九八「匂いの認知の異文化比較——比較認知科学からのアプローチ」『エコソフィア』二巻、一〇二-一一四頁。
教育機器編集委員会編　一九七二『産業教育機器システム便覧』日科技連出版社。
小林剛史　二〇〇五「においの知覚と順応・慣化過程に及ぼす認知的要因の効果に関する研究の動向」

『文京学院大学研究紀要』七巻一号、一―一一頁。
高木貞敬　一九八〇「嗅覚の中枢機構」『神経研究の進歩』二四号、一一五五―一一七五頁。
Davis, R. G. 1973 Olfactory psychophysical parameters in man, rat, dog, and pigeon. *Journal of Comparative and Physiological Psychology*, 85(2), 221–232.
Galef Jr., B. G. 2002 Social Learning of Food Preferences in Rodents: Rapid Appetitive Learning. *Current Protocols in Neuroscience*, 21(1), 8.5D.1–8.5D.8.
Hall E. T. 1969 *The Hidden Dimension*. Doubleday & Company Inc.（エドワード・ホール（日高敏隆・佐藤信行訳）一九七〇『かくれた次元』みすず書房）
Macfarlane, A. 1975 Olfaction in the development of social preferences in the human neonate. In: Porter, R., M. O'Connor (Eds.) *Parent-infant interaction* (Ciba Found. Symp. 33). 103–117, Elsevier.
Niimura, Y., A. Matsui and K. Touhara 2014 Extreme expansion of the olfactory receptor gene repertoire in African elephants and evolutionary dynamics of orthologous gene groups in 13 placental mammals. *Genome Research*, 24(9), 1485–1496.
Polak, E.H. and J. Provasi 1992 Odor sensitivity to geosmin enantiomers. *Chemical Senses*, 17(1), 23–26.
Porter, R. H. and J. Winberg 1999 Unique salience of maternal breast odors for newborn infants. *Neuroscience and Biobehavioral Reviews*, 23, 439–449.
Siniscalchi, M., S. d'Ingeo, A. Quaranta 2016 The dog nose "KNOWS" fear: Asymmetric nostril use during sniffing at canine and human emotional stimuli. *Behavioural Brain Research*, 304, 34–41.
Smith, T. D. and K. P. Bhatnagar 2000 The human vomeronasal organ. Part II: prenatal development.

*Journal of Anatomy*, 197, 421–436.

Ventura, M., C. Canchaya, A. Tauch, G. Chandra, G. F. Fitzgerald, K. F. Chater and van Sinderen, D. 2007 Genomics of *Actinobacteria*: Tracing the Evolutionary History of an Ancient Phylum. *Microbiology and Molecular Biology Reviews*, 71 (3), 495–548.

Walker, J. C. and R. A. Jennings 1991 Comparison of Odor Perception in Humans and Animals. In *The Human Sense of Smell*, Laing, D. G., R. L. Doty, W. Breipohl (Eds.) Springer-Verlag.

Yamazaki, K., G. K. Beauchamp 2007 Genetic Basis for MHC-Dependent Mate Choice. *Advances in Genetics*, 59, 129–145.

Yamazaki, K., E.A. Boyse, V. Mike, H.T. Thaler, B.J. Mathieson, J. Abbott, J. Boyse, Z.A. Zayas and L. Thomas 1976 Control of mating preferences in mice by genes in the major histocompatibility complex. *Journal of Experimental Medicine*, 144, 1324–1335.

# 第Ⅱ部

# 香りの魅力

# 第1章　香りの官能評価

國枝里美
Kunieda Satomi
官能評価・匂いの生理心理効果

本章では、製品に利用されている香料の特徴および官能検査（官能評価）について概説し、実際に官能検査（官能評価）が香料開発の現場でどのように行われているのかを示す。あわせて、ヒトの感覚や嗜好、行動の特性についてもふれ、これらを扱い、数量化する際の問題点についても言及したい。

## 1　香料の利用

自然界に存在する匂い（香り）は、植物だけではなく、動物から得られるものもあるが、これらを形成する有香成分は有機化学物質の複合体である。単一化合物でも個性をもつが、その集合体もまたさまざまな芳香を有し、多種多様である。このうち、人間社会に用いられている匂いを香料とよぶ。

香料の歴史をたどってみると、紀元前三〇〇〇年頃のメソポタミアでは、シュメール人によって神へ薫香が捧げられていたといい、古代エジプトでは、王の亡き骸をミイラにするために香料が使われていたとされる、この香料の防腐・防臭効果は、ミイラ作りにだけでなく、香油として身体に塗ったり、樹脂を衣類に焚きこんだり、食物や菓子の風味づけなど、広く利用されていたという。

ギリシャ時代になると、入浴後に香油を身体に塗る習慣が広まり、ローマではローズウォーターなどが用いられるようになる。古代ローマの貴族は、魚醬（ガルム）の生臭さを消すために香辛料やビネガーを用い、ローマ風呂では、膨大な量の香油や香膏を体に塗り、部屋や衣類に香りをつけるため固体や粉末の香料を用いたという。香料のニーズは、交易ルートをアラビア半島やインド、中国にまで拡大させ、香料を入れる容器の需要がガラス工芸技術の発展にも貢献することとなった。

中世では、一一世紀末から始まった十字軍の遠征によって麝香《じゃこう》をはじめ東洋のさまざまな香料がヨーロッパに持ち帰られ、ベニスの商人たちにより香料や香辛料が広く取引されるようになる。現在、世界の香料の中心的な存在となっている南仏のグラースは、かつて皮革工業が盛んな地域であったが、一六世紀に入り、皮の臭い消しとして香料を用いるようになって以来、この地方の温暖な気候や風土が多くの香料植物の栽培に適していたこともあり、香料の中心地として発展していった。現在の香水やオー・ド・トワレのような形態がみられるようになったのは一六世紀末以降であり、一九世紀になると、科学技術の発達により、天然の香気分析や合成香料の製造が可能になり、香料の利用範囲が広がっていった。

他方、東洋においては、古代インドでは、白檀や沈香、スパイスを焚いて死者を来世に送り、王侯貴族が香膏を体に塗り、香煙を楽しんでいたことがバラモン教の聖典に記されている。中国では、六朝《りくちょう》時代には線香や薫香に香料が用いられるようになるが、ヨーロッパやインドのように加工食品や装身に香料を用いることはなかったようである。

日本では飛鳥時代に香が伝えられ、奈良時代には、沈香や白檀など数種類の香薬を調合して作る薫物《たきもの》が唐から入る。平安時代になると、宮廷を中心に部屋や着物に香を焚きしめる風習が盛んになる。香木を焚いて香りを鑑賞する遊びとして香道が確立されたのは室町時代のことである。

一方、香料が庶民の身近な存在となるのは江戸時代になってからである。江戸初期には鬢《びん》付け油が、後期には化粧水が誕生する。江戸末期から明治初期にかけて舶来の香水が紹介され、国産の香水も発売されるようになる。合成香料が製造されるようになった大正以降、食品にも香料が利用されるようになり、食品の加工技術の発達とともに、香料の分析・合成・調合技術も急速に進歩していった。

## 2　香料の種類と用途——香粧品香料と食品香料の違い

香粧品への利用を目的とした香料をフレグランス、食品への利用を目的とした香料をフレーバーとよぶ。フレグランスは、われわれの想像力を刺激して情動に働きかけ、その製品の固有の価値を高める役割を担うことが求められるが、フレーバーでは、加工食品の製造工程で失われた

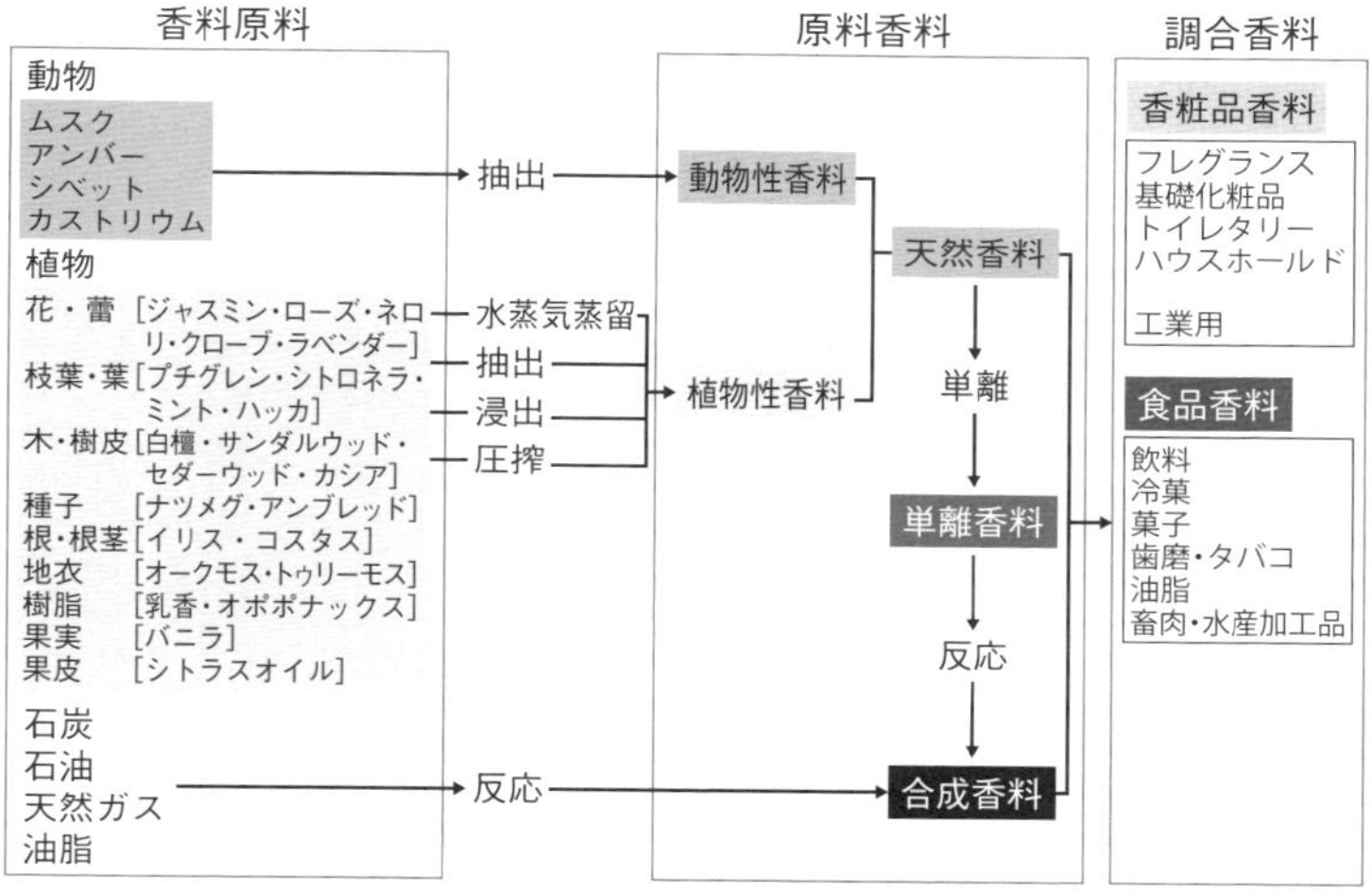


**図1** 香料の種類・原料・製法

香りの補強、あるいは嫌な匂いのマスキングなどをおもな役割とし、食品の本来もつ風味を再現、保持することが重要となる。

また、香料には、天然の香りの成分を圧搾、抽出、蒸留などの作業から得る天然香料と、化学合成により得られる合成香料とがある。天然香料では植物由来と動物由来のものがあるが、この天然物に含有される芳香成分を人工的に合成することで、より安定的に市場に香料を供給することができる。これらのさまざまな素材は、調合技術により組み合わされて、新たな着香を施された製品が世に創出される（図1）。

フレグランス、フレーバーのどちらの場合も、目的にあった性質（機能）を保持することはもちろんのこと、より高い嗜好性を示すこともあわせて要求される。このため、製品開発では、香料の用途に合わせて、実際の製品に近い形態を作り、香りのパフォーマンスを確認するための評価が何度も実施される。

## 3 匂い（香り）の官能評価

官能評価は、計量心理学とよばれる分野の手法である。人の感覚を介してモノの特性を数量化し、また、モノの特性から人の感覚の特性を把握することができる点で、日本では、学問としてよりも、むしろ企業の製品開発現場でよく用いられている。香料会社においては、香料原料の受け入れ、香料開発、製品におけるパフォーマンス、消費者の嗜好性の傾向の確認、製品出荷などのさまざまな場面で、匂い（香り）の官能評価が実施され、欠かすことのできないものとなっている。

その一方で、香りに対する感覚強度や表現は、人それぞれの経験値に大きく左右されることから、匂いに対する知識、経験の違いが官能評価の結果に反映されてしまうこともある。とくに、人の心理を動かしやすい不確かな情報に結果が影響されてしまう場合があることに注意しなければならない。このような点から、官能評価の結果の精度については、しばしば議論される。

しかしながら、感覚を訓練によってある程度調整したパネル（評価者集団）の数量化データを定量値とみなすことで、試料の特性を他の量的データと比較しながら検討できることの利点は大きい。一方、嗜好性に重きをおく場合の官能評価では、訓練よりも参加者のもつそれぞれの属性が重視される。いずれにしてもパネルのもつ属性とばらつきがデータを解釈するうえで重要となる。以下、フレーバーを例に、官能評価における人の特性からみるパネルの選定と訓練方法についてふれてみたい。

## (1) パネルの選定と訓練

### 〈パネルの特性の違い〉

評価(実験)では、その目的により、適したパネル、適した評価方法が選定される。パネルは、その訓練の度合いにより、おもに分析型と嗜好型とに分けられる。分析型パネルは、人の感度でモノの特性を分析する。試料の特性を知るための測定器の役割を担うため、訓練して感度を調整された集団であり、食品や飲料などの品質差を検出する識別試験や閾値の測定に参加する。品質管理における官能検査員は、この分析型パネルに属する。

しかし、フレーバーの官能評価では、さらに複雑な風味特徴を的確な言葉で表現すること、香味の特性を共通用語で評定できることが必要となる。分析型パネルのなかでもエキスパートと称されるメンバーが、市場品や開発品の風味の特性の違いを分析する記述的分析法に参加する。エキスパートは、試料に対する感覚量の統制のための学習、訓練、表現の統一など、安定したデータを得るためにいくつもの訓練をへる必要があるので、条件に適合するパネルを選定し、育成するためには時間を要する。

一方、嗜好とその要因を探索するために実施される官能評価には、嗜好型パネルが参加する。嗜好型パネルは、好ましさやおいしさなどの嗜好に関する評価を主とする。パネルには評価ですべきことを習得するガイダンスは必要であるが、基本的に分析型のような訓練は必要としない。想定される母集団から無作為に抽出された人が評価に参加する。

分析型は、訓練して感度良好な選抜された集団であり、数名から数十名のパネルであるが、嗜好型では、評価参加者間のばらつきや検出力を考慮し、数十名から数百名の参加者が必要となる。

〈パネルの感度を検査する〉

匂いの感度を確認する検査法は国内にも複数あるが、その目的と方法はさまざまである。たとえば、T&Tオルファクトメーター（第一薬品産業社製）は、国内ではもっとも古くからある基準嗅覚検査用のキットとして知られるもので、基準嗅覚検査として認可され、耳鼻咽喉科でも長年使用されてきた。五基準臭（単品香料）の濃度を変えて提示することで、嗅覚感度の程度を確認することができる。また、においスティック（OSIT-J）（第一薬品産業社製）やオープンエッセンスOpen Essence（和光純薬社製）は、独立行政法人産業技術総合研究所が開発したもので、嗅覚の同定能力を簡便に検査できるキットというところが特徴である。また、一般社団法人オフフレーバー研究会が監修するオフフレーバーキット（林純薬工業社製）は、食品や飲料等のオフフレーバーから、とくに大きい問題となる特徴的な臭気が選定されており、業界関係者のなかで

**表1　フレーバー関係のパネル選定嗅覚検査**

| 嗅覚検査項目とその内容 | 検査に用いる試料 |
|---|---|
| 1）匂いの識別<br>各試料とも3点のうち1点だけ違う匂いのものが含まれている。<br>その違うものを選び出す。 | 1）Maltol /Ethyl Maltol<br>2）iso-Amyl Acetate /iso-Amyl Butyrate<br>3）Butyric acid /iso-Valeric acid<br>4）$\delta$-Decalactone /$\delta$-Dodecalactone<br>5）Geraniol /Citronellol |
| 2）濃度差の識別<br>各試料について、3段階に濃度調整したものを提示する。<br>濃度の濃い順番に並べる。 | 1）Vanillin<br>2）$\gamma$-Undecalactone<br>3）Citral<br>4）Linalool<br>5）Leaf Alcohol<br>6）Ethyl Butyrate |

は、臭質の学習に用いられている。いずれもそれだけで万全というものではなく、明確な目的に合わせて開発された嗅覚キットである。

筆者がかつて勤務していた企業（高砂香料工業株式会社）においては、食品香料の開発を目的とするため、エキスパートが参加するフレーバーの官能評価では、非常に多成分を対象とする。そのため、多くの香気成分の匂いの特徴を覚えることが必須となる。そこで、研究開発に従事する者を対象に、まずは非常によく用いられる香料の識別を目的とした試験を実施している。表1にその一例を示す。

この検査のみで評価対象者を選定するわけではない。まずは香気成分がどのような匂いとして感じられるのか、構造とどのような関係があるのか、どのようなものに使用されているのか、という興味をもってもらうことも狙いの一つである。

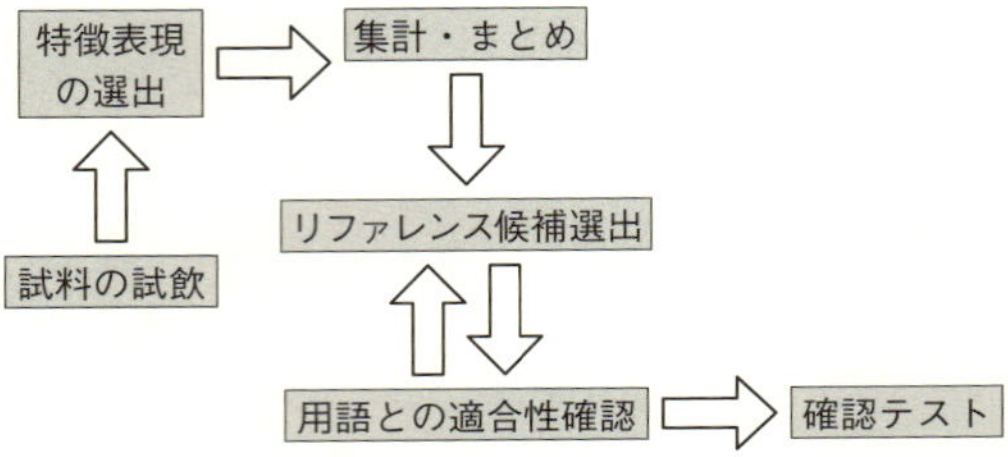


**図2**　エキスパート養成の訓練プロセス

### 〈匂いのエキスパートに必要な学習・訓練〉

実際の評価では、それぞれの目的に合わせて、評価用語の選定から複数の評価を繰り返していくことで、徐々に評価者個人の評価の確度（真値との近似）と精度（ばらつきの程度）をあげていく（図2）。そのためには、ターゲットの食品などのフレーバーの特徴、その特徴の構成成分と貢献度（主要成分の検知やフレーバー成分の組み合わせの効果の確認）、集団としての表現方法の統一などをへて、ようやくエキスパートの官能評価に参加する。評価用語を決定する際には、リファレンスに基づき特徴表現を集約し、フレーバーホイールを作成することもある。

しかし、必ずしもパネルのコンディションはいつも同じとは限らない。そのため、日頃から、何度もさまざまな試料をさまざまな方法で評価をすることが望ましい。

## (2) 官能評価の実際

### 〈フレーバーに対する嗜好と香りが味覚に及ぼす影響〉

一般的に匂いを識別する嗅覚の能力は加齢とともに変化することが知られている。一方で、食べ物など身近な匂いに対する識別にも年代が影響し、その対象物は異なるようである。筆者らの調査では、六種類の匂いを対象に、どのような匂いであるかを一般の人に調査した結果、小学生と高齢者では、識別率の高いものと低いものが異なっていることが示唆された。これには、われわれの対象物に対する親近性がかかわっているものと推察する。一方で、万人に好まれる柑橘類には、香りに対する親近性とは異なる嗜好形成があるものと考えられる。

筆者らが行ったアジア八カ国にまたがるフルーツ調査の結果では、グレープフルーツの香りに対する好ましさはどの国でも高いことが示唆された。グレープフルーツそのものに対する一般の調査では、おもに苦い、酸っぱいなど、味に対するコメントが多く、積極的に好まれているとはいえない結果であった。さらに、グレープフルーツの香りを直接嗅いでも、グレープフルーツであると識別できたパネルはほとんどいなかった。柑橘類のうち、嗜好性のけっして高くないグレープフルーツであるが、その香りは別物であることがわかる。あえて、グレープフルーツと表記されていない製品に意外とグレープフルーツの香りが使用されているケースは少なくないが、このような消費者の嗜好性調査の結果からは納得のいくことでもある。

また、われわれが食品や飲料を味わう時、飲みこむ際に喉ごしから戻ってくるレトロネーザルアロマの重要性が指摘されるが、当然ながら、鼻から直接嗅ぐオルソネーザルアロマが重要ではないという意味ではない。味覚刺激と嗅覚刺激を別々に作り、ほぼ同時に刺激すると風味が一体となって感じられ、そのうえ、さらに味覚の強度にも影響を与えてしまうことが、筆者らの実験では示唆されている。味覚刺激を一定強度に保っていても、あわせるフレーバーを変えることで、その味覚刺激の強度は変わること、さらに、それは、フレーバーとして口の中に入れなくても嗅ぐだけで生じうることが示唆された。

このことは、食品や飲料の特徴にフレーバーが大きな貢献を果たしていることの一つとして考えられるのではないだろうか。しかしながら実際、日本人の消費者においては、食品の特徴を香りとして表現する場合は少なく、大抵が○○な味とコメントされ、それがフレーバーからなる特徴であることは十分には認識されていない。

〈エキスパートによる官能評価〉

紅茶やコーヒーのような天然物のフレーバーは非常に多くの香気成分からなり、複雑な特徴をもつため、なかなか一般消費者では、その香りの表現が難しい。フレーバーリスト（フレーバリスト）のように、天然物の産地別とその香気成分の構成、個々の香気成分の特徴を記憶している場合には、お互いに化合物名をそのままその特徴として示せばよいが、食品や飲料の開発においては、さまざまな場面でさまざまな人たちがかかわるため、現実的には化合物名だけでプロジェクトを進めるのは難しい。

そこで、匂い（香り）の特徴をわかりやすく説明するための言葉が必要になる。開発では、識別テストだけではなく、もっと多くの情報量が必要になる。そのため、識別試験以上に訓練されたエキスパートがパネルとして活躍する。香料会社においては、フレーバーリストが評価者として参加できるか否かは状況にもよるが、市販されている非常に多くのフレーバー製品を評価することは、匂いを記憶する訓練や市場製品の把握にも有益であると考える。

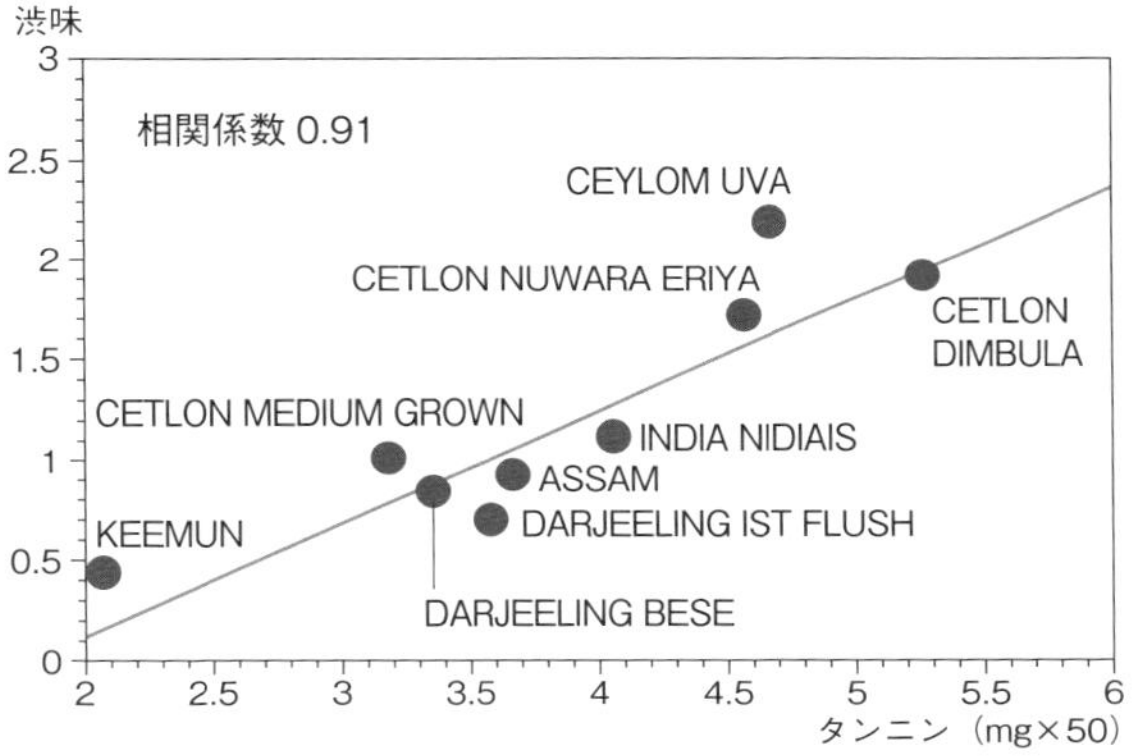


**図3** 紅茶の渋味とタンニン含量の関係

茶類を例にすると、さまざまな香りをもつ茶葉が存在するが、たとえば香りが大きく異なるものであっても、エキスパートの評価では、渋味の強度は安定して測定され、タンニン含量との相関もよい（図3）。また、香気成分の特性もよく理解しているため、特徴香を見つけやすく、バランスをみて、それぞれの特徴香に対する強度を評価することが可能である。そのエキスパートの感性を活用してフレーバーホイールを作成し、製品開発に活用している。

フレーバーホイールは、フレーバーを表現する簡便な辞書の役割をもつ。複雑なフレーバーから分類された評価用語は個々にリファレンスをもつ。これを使用することで匂い表現を統一化して、複雑な匂いの特徴をお互いに同じ次元でできるだけ理解しようとするためのものである。

もちろん、必ずしもホイールを作成する必要はないが、一目でみて、どの特徴が感じられるのか、その特徴は、どこに分類されるものなのかを確認しやすいというメリットもある。フレーバーホイールは、ウイスキーに用いられたものが最初であり、ワインやコーヒーのフレーバーホイールがよく知られているが、現在では、さまざまな食品を対象にフレーバーホイールが作成されている。

また、嗜好型パネルは、フレーバーリストに比べて匂いの質に対する評価が難しいこともここに付け加える。

嗜好型パネルに二一種類のスパイス・ハーブの匂いの特徴を表現してもらい、用語として選定した後、改めて、フレーバーリストと嗜好型パネルに、同じスパイス・ハーブの匂いを嗅ぎ、同じ用語に対し、その特徴があると感じたものを選び出してもらった。その結果、フレーバーリストは、それぞれのスパイス・ハーブの特徴を嗜好型パネルの表現によっても評価・分類が的確にできるが、嗜好型パネルは、自ら選定した言葉を用いてもスパイス・ハーブの匂いの特徴をつかみきれず、評価が曖昧になっていることが示唆された。

## 4　官能評価における課題

最近では、最小限のデータを、莫大な数値計算による単純なシミュレーションでおきかえるブートストラップ法などを用いて数値を安定にしてから、統計解析をかけるパターンもよく知られるようになった。しかし、官能評価は、根本的には出発データに依存する結果が示されるべきものであると考えている。たとえば、官能評価用語で用いる尺度が、時代や国によって言葉が変わることで変化してはならないが、質を表現する官能評価では、言葉の変化は免れない。その場合、測定する試料となるモノをしっかりと固定する必要がある。

しかし、製品開発における官能評価では、和食が世界から注目されるようになったことで、フレーバー開発にもコクという概念をグローバルワークで共有する取り組みが求められ、チャレンジが行われている。フレーバーは、食品や飲料の技術の進歩とともに、さまざまな文化や宗教、安全性をクリアしながら、進化していかねばならない。

匂い（香り）は、香料として、われわれの社会生活と長い間、密接にかかわってきた。しかし、香粧品はもちろん、食品や飲料に用いられる香料がどのようなものであり、どのように利用されているのかを消費者が知る機会はまだまだ少ない。また、食品開発従事者であっても、匂いの特性、嗅覚の特性に詳しいとはいえないし、香料や匂い（香り）の性質が正しく理解されるために周知していくには、もう少し時間がかかるのではないかと思われる。

私たちは、日常的にこれらのさまざまな匂い（香り）にかかわっているにもかかわらず、現代社会ではそのことすら関心が薄れてしまっていることが多い。これまで香料会社の一社員として勤務し、現在大学で食に関する教育に携わる者として、本来の匂い（香り）の特性と、われわれがどのように用いることが有効であるのかを正しく把握し、世の中に伝えていくことが使命であると考える。あわせて、教育のなかでも、嗅覚や匂いに触れる機会が増えることを強く希望したい。

**〈参考文献〉**

日下部裕子・和田有史編　二〇一一『味わいの認知科学』勁草書房。
國枝里美　二〇〇八「消費者パネルに対する調査における課題」『食品と技術』四月号、一一－一九頁。
國枝里美　二〇〇九「フレーバーの役割――食品の香りと他感覚情報の相互作用について」『アロマリサーチ』一〇、八－一三頁。
國枝里美・澤野清仁　二〇〇二「においに対する感受性と年齢及び食嗜好との関係」『日本官能評価学会誌』六巻一号、二八－三五頁。
國枝里美・神宮英夫・所一彦　二〇〇五「ことばの習得訓練における香りの効果」『日本味と匂学会誌』一二巻三号、五四一－五四四頁。
倉橋隆　二〇〇四『嗅覚生理学――鼻から脳へ　香りを感じるしくみ』フレグランスジャーナル社。
峰平香緒吏・久米村恵・國枝里美・正木恭介　一九九九「高齢者の嗅覚機能に関する調査研究――嗅覚機能と年齢、痴呆、ＡＤＬ、基礎疾患および食事形態についての比較検討」『日本味と匂学会誌』六巻二号、二一一－二一六頁。

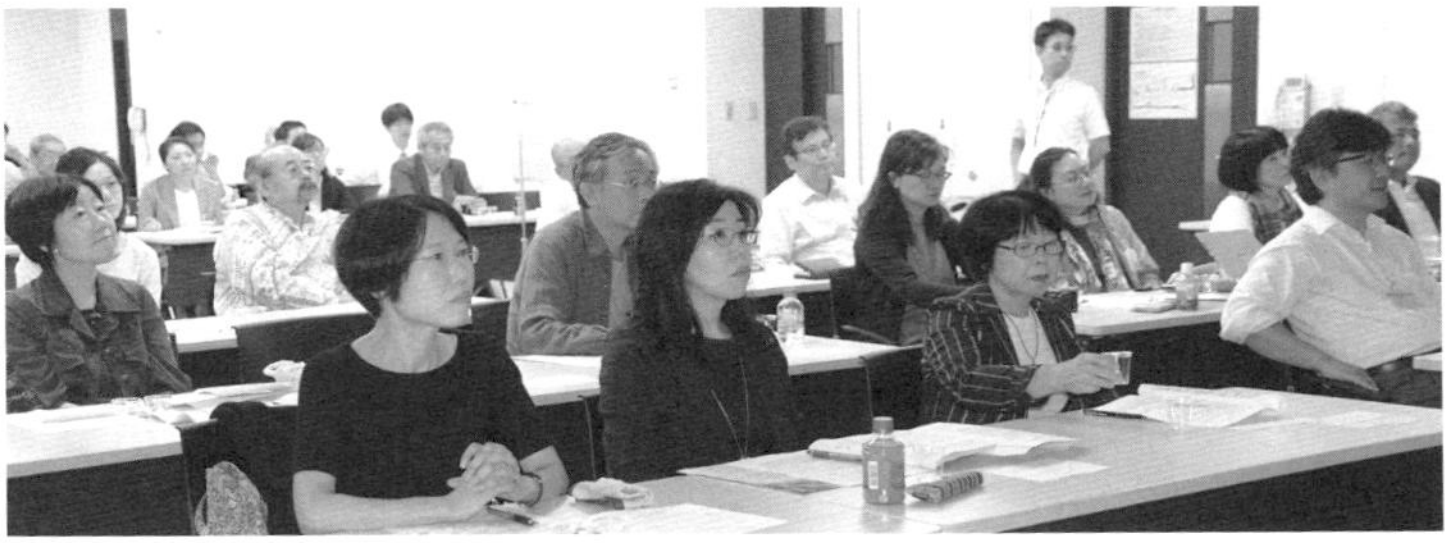

## 匂いは嗅がなきゃわからない

色や音、味は頭で想像できても、匂いだけはイメージできない。ということで、フォーラムの会場では、さまざまな匂いを実際に嗅いで確かめる試みが行われた。國枝氏の講演で、まず出されたのは、黄色と白のシールがついた小さな容器に入った水溶液。「シールを手前にして口に含み、甘味や酸味の強さなど感じることをメモして」。おそるおそる口に含むと、「どちらも知っている匂いだけれど、こっちの方が甘いかな」。そこで種明かし。「白がピーチ、黄色はレモン。白の方が甘く感じますか」。うなずく面々。「中は同じ糖酸液で匂いは濾紙で外につけて液には入っていません。レモンフレーバーはより酸っぱく感じます。これが香りの効果」。

「天然のものの組み合わせで加工食品の匂いが作れます。それを体験して」と、出されたお題はコーラ・ヨーグルト・ソーダ。「伏木先生、何から作られているか考えてください」「わからないなあ」。答えは、ヨーグルト＝バニラ＋レモン、ソーダ＝レモン＋オレンジ、コーラ＝レモン＋ライム＋シナモン。「どれも本当に単純なものを調合しています。ただし本物のコーラはこんなに簡単ではないですが」（笑い）。

（写真は真剣な表情のフォーラムメンバー。文責：編集部）

# 第2章　コーヒーの香り

旦部幸博
Tambe Yukihiro
微生物学・腫瘍学

## 1　はじめに――コーヒーができるまで

コーヒーは現在、一日に二五億杯が消費される、水・茶（一日消費量六八億杯）につぐ世界三位の飲料である。その年間生産量は九〇〇万$t$、輸出総額は二〇〇億ドルにものぼり、熱帯地方産の一次産品のなかでは石油についで二位の、経済的にも産業的にも重要な作物である［旦部 二〇一七］。

コーヒーの原料となるコーヒー豆は、熱帯産の植物であるコーヒーノキの種子にあたる［旦部 二〇一六］。コーヒー生産国の多くは南北回帰線の間に位置し、そこで栽培されたコーヒーノキから赤く熟した果実が収穫される。一個の果実の中には、パーチメントとよばれる薄い殻に覆われた、半球形の二個の種子が向かい合わせに入っており、収穫した果実からこの部分だけを取り出す工程を「精製」とよぶ。生産国や地域ごとに精製方法には違いがみられ、果実をそのまま丸ごと天日乾燥させた後に脱穀する「乾式精製（ナチュラル）」と、パルパー（果肉除去器）で大まかに果皮と果肉を削った後で水槽に浸け、残滓を微生物に発酵分解させて洗い落とす「水洗式精製（ウォッシュト）」に大別できる、また近年はパルパーの性能が向上して、ほぼ完全に果肉を除去することも可能になり、果肉除去後にそのまま乾燥する「パルプト・ナチュラル」という方式も、一部で行われている。こうして得られた生のコーヒー豆（＝生豆）は消費国に輸出され、焙煎機とよばれる専用の機械で乾煎り（＝焙煎）された後、細かく砕いて熱湯で抽出して、われわれがふだん飲んでいるコーヒーができあがるのである。

## 2　コーヒーの起源

最初にコーヒーの利用が始まったのは、エチオピア西南部だと考えられる［旦部 二〇一七］。現地の先住民は今でも、野生のコーヒーの果実や種子を、料理や生活儀式などさまざまな形で利用している。この周辺は原生人類の起源地の一つであり、人類誕生とほぼ同時期からコーヒーの原初的な利用が始まっていたと推測される。ただし、この地域では大きな文明が発達せず、古文書や遺跡などの史料が存在しないため、その正確な時期は不明である。

コーヒーに関する最古の文献は一〇〜一一世紀ペルシアの医学書で、『医学集成』（アッ＝ラーズィー、一〇世紀頃）や『医学典範』（イブン・スィーナー、一〇一〇年頃）に「ブンカム／ブン」という、コーヒー豆と思しき植物薬の記載があったという［Ukers 1935］。ただし、これは生の種子を煮出した「くすり」であり、嗜好飲料としての直接の起源とは言いがたい。その後、一四

～一五世紀頃のイエメンで、スーフィーとよばれるイスラーム神秘主義者の間に「カフワ」という飲み物が広まった［Abd-Alkader 16C］。彼らは木曜と日曜の夜に修行場に集まって徹夜でコーランの一節を唱えつづけるズィクル（唱念）という儀式を行っており、これを通じて宗教的トランス状態に陥ることで、神の精神に近づけると考えた。このとき眠気覚ましに飲んだのがカフワであり、これが現在のコーヒーの起源だといえる。

カフワはもともと、エチオピアの紅海沿岸部のスーフィーたちがいろいろな材料から作っていた飲み物だったが、一四世紀頃、イエメンの港町モカにエチオピア原産のカート（チャット）という植物の葉から作るカフワが伝来した。カートは高地で栽培される植物で、覚醒剤類似のカチノンという成分を含み、非常に強い覚醒作用を有する。現在もイエメンやエチオピアの一部ではコーヒー以上の人気を博する嗜好品だが、鮮度が落ちると効き目が失われる欠点があり、今ではもっぱら、産地に近い地域で新鮮な葉を噛むものとして利用されている。

流通が未発達だった一五世紀当時はさらに安定供給が難しく、産地から遠いイエメン南部の港町アデンは、しばしばカート不足に悩まされた。そこでスーフィーたちに相談されたゲマルディンという名の学識ある長老が、同様の覚醒作用があるコーヒーノキの果実や種子から作るカフワを人びとに広めたという。

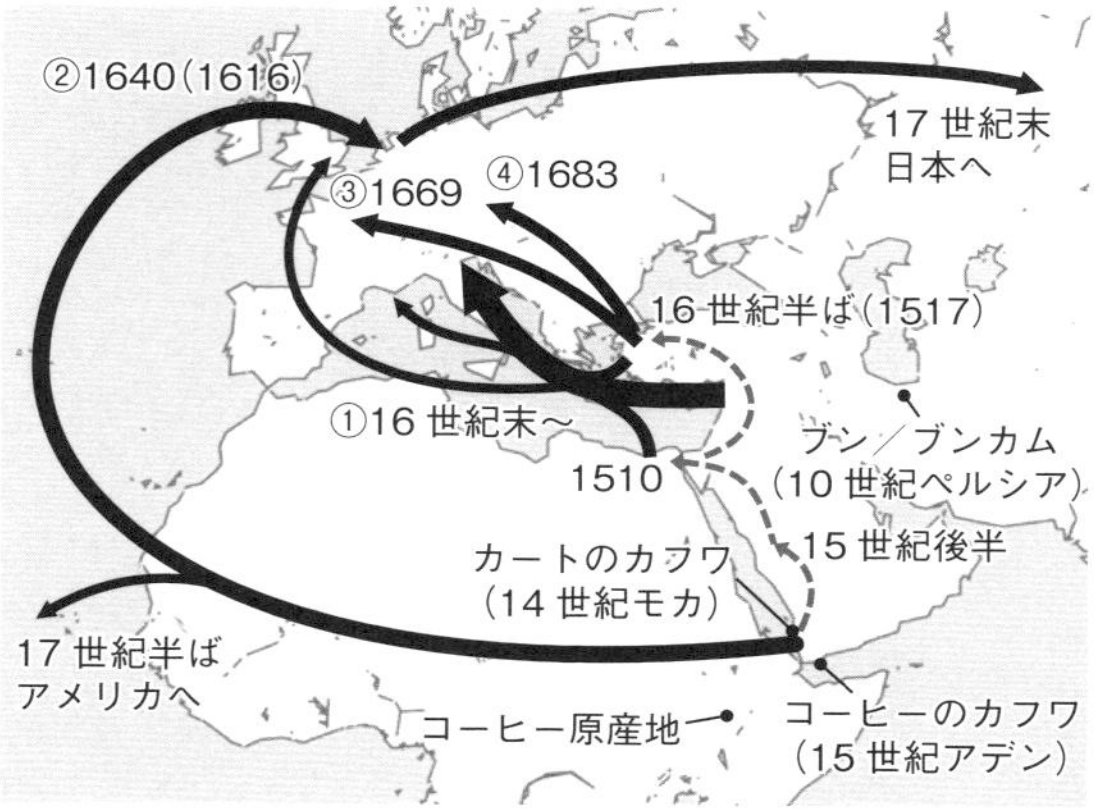


**図１**　コーヒーの起源と伝播

①地中海ルート　②オランダルート　③パリルート　④ウィーンルート　数字は本格的な伝播の年（括弧内は最初に伝播したといわれる年）。

出典：［旦部 2017］を元に一部改変。

## （1）コーヒー飲用の伝播

カートに比べて保存が利き長距離の輸送も可能な「コーヒーのカフワ」は、間もなくマッカ（一五世紀）やカイロ（一六世紀初め）に広まった（図1）。オスマントルコには、セリム一世がエジプト・マムルーク朝に侵攻して滅ぼした時（一五一七年）に伝わったが、民衆の間に広まったのは一六世紀半ばである。

その後、ヨーロッパには一六世紀末から一七世紀にかけて、おもに左記の四つのルートで持ちこまれた。

①地中海ルート：地中海をへてヴェネチア等に伝わり、そこに留学していたイギリス人やマルセイユの商人がイギリスやフランスに伝えた。

②オランダルート：一六一六年にオラン

ダ東インド会社がイエメンのモカから持ち帰った（一六四〇年頃に輸入本格化）。
③パリルート：一六六九年にオスマントルコの外交官ソリマン・アガがパリで広めた。
④ウィーンルート：一六八三年の第二次ウィーン包囲で敗走するトルコ兵たちが置き去りにしたコーヒー豆が、ウィーンで戦利品として広まった。
また、一七世紀半ばにはアメリカに、一七世紀末には出島に来ていたオランダ人たちが日本に伝えたといわれている。

## (2) コーヒーの香りに対する認識の変遷

コーヒーが伝播したこの時代、初めて接した人びとにとって「コーヒーの香り」は必ずしも「よい香り」と認識されていなかったようだ。たとえば、イスラーム圏のコーヒー飲用に関する最古の文献であるアブドゥル＝カーディル『コーヒーの合法性の擁護』（一六世紀）や、ラオヴォルフ『東方諸国への旅』[Rauwolf 1582]には、香りに関する記載は見られない。一七世紀には「すすのように黒く、強い匂いがあるが、芳香ではない」[Bacon 1627]、「その飲み物は苦く、黒く、少し焦げた匂いがする」[Thévenot 1665]などの表現が見られ、中東の人びとが「健康によい飲料」として飲んでいると紹介されていた。日本では大田蜀山人が「焦げくさくして味ふるに堪えず」[大田南畝 一八〇四]との評を残している。すなわち当時の人びとがコーヒーに求めていたものは、香味のおいしさよりも覚醒作用や健康効果が主だったといえるだろう。ヨーロッパに伝播したコーヒーは、コーヒーハウスやカフェの隆盛をもたらし、近代市民社会の形成に深くかかわった。この、市民間の流行と社会への普及にともなって、コーヒーは「よい香り」のするおいしい飲み物だという認識が広まったのだと考えられる。

## 3　コーヒーの香りと焙煎度

コーヒーは飲食嗜好品のなかでも特徴的な香りをもち、古くから多くの科学研究が行われてきた。フラメント『コーヒー・フレーバー・ケミストリー（*Coffee Flavor Chemistry*）』［二〇〇二］には、コーヒーから分離された報告のある揮発性成分、九八六種類がほぼ網羅的に解説されている。すなわちコーヒーの香りに関係する成分は約一〇〇〇種類にものぼり、食品としてはトップクラスの多さだといってよい。ただし、一杯のコーヒーに一〇〇〇種類の香り成分が含まれているわけではなく、これは生豆から焙煎豆までを含めた総数である。生豆の段階で存在するものが約三〇〇種類であり、焙煎中にそのうち一〇〇種類が消失して、その代わり総計約七〇〇種類もの成分が新たに生成されたり消失したりを繰り返していく。焙煎前の生豆は緑色で、苦味もほとんどなければ、香りも青臭くて「コーヒーらしさ」には乏しい。コーヒーの特徴的な色、味、香りはいずれも、生豆に含まれる糖類やタンパク質その他の前駆物質から、焙煎時の化学反応によって新たに生じるものである。つまり、焙煎後に生成する七〇〇種類の揮発性成分のなかに「コーヒーらしい」香りのもとがあるといえるだろう。

コーヒーの香味形成においては、焙煎が非常に大きな意味合いをもち、その進行具合は「焙煎度」とよばれる。通常は、一八〇℃以上にまで加熱したあたりから焙煎豆として利用可能になるが、その後も加熱を続けることで焙煎度は「浅煎り」から「中煎り」をへて「深煎り」へと進行する。深煎りの時点での豆温度は二五〇℃付近にまで到達する。焙煎度が上がるにつれて豆の色が黄褐色〜黒褐色へと変わっていくとともに、コーヒーの香味も大きく変化していく。浅煎りでは苦味は弱くて酸味に富み、炒ったナッツのような軽い香ばしさやカラメル香、また種類によってはフルーツのような香りがするものもみられる。こうした特徴は中煎り付近でピークに達し、その後は酸味が減ってビターチョコレートを思わせる苦味や焙煎香が強まっていき、深煎りにいたる頃には強い苦味とコク、そしてウイスキーの樽香や燻臭なども生じてくる。

### (1) 産地銘柄よりも焙煎度

喫茶店やコーヒー専門店において、コーヒーは通常、ブラジルやコロンビアといった生産国や、ブルーマウンテンやキリマンジャロ等の銘柄ごとで販売されることが多い。コーヒーの場合、産地銘柄ごとに品種や栽培条件、精製方法などが異なることが多く、原料となる生豆の違いによる区別が一般化しているといえる。しかし、いくつかの異なる産地銘柄のコーヒーをそれぞれ浅煎り・中煎り・深煎りの三段階の焙煎度に煎り分け、その香気成分の組成や、香味の官能評価について主成分分析を行うと、同じ焙煎度のものごとにクラスタが形成される傾向が、カンサス大〔Bhumiratana et al. 2011〕や森永乳業〔Michishita et al. 2010〕などの研究から明らかになった。このことは産地銘柄よりも焙煎度のほうが、香りの特徴との関連が大きい——すなわち産地銘柄が違っても焙煎度が同じなら似通った香りになることを示唆している。この傾向はとくに、深煎り豆で強くみられた。なお、抽出も香りの変動要因の一つではあるが、焙煎段階とは異なり、抽出段階においては新しい香り成分の生成はほとんど起こらない。したがってコーヒーの「香りの多様性」を決定するうえでは、焙煎度がもっとも重要な要因だと考えられる。

### (2) 地域・時代による焙煎傾向

世界的に、好まれる焙煎度には地域や時代によって違いがみられる。「コーヒーのバイブル」ともよばれる『オール・アバウト・コーヒー（*All About Coffee*）』〔Ukers 1935〕が著された一九二〇～三〇年代頃は、イギリスがもっとも浅煎りで、ドイツは中深煎り、フランス、イタリアでは非常に深煎りであったという。

また、この当時のアメリカは地域差が大きく、ボストンと西部は比較的浅煎り、東部は深煎りで、南部では極深煎りが好まれていた。この違いには、それぞれの地域において優勢だったヨーロッパ移民の出身地等が影響していた可能性がある。その後、第二次大戦以降になるとアメリカは全体的に「アメリカン・ロースト」とよばれる浅煎りへとシフトしていった。大焙煎会社が発達して価格競争が激化したことが背景にあり、浅煎りのほうが深煎りよりも歩止まりがよく、原価が抑えられることが最大の理由であった。

日本においては、もともとコーヒーの流行自体がアメリカからの影響を色濃く受けてきた歴史的経緯が認められる。一九二〇~三〇年代に迎えた日本初のコーヒーブーム時の焙煎度には不詳な点が多いが、その後は第二次大戦中にコーヒー輸入停止の時代を迎え、戦後復興期にはアメリカから送られた缶詰のコーヒー粉などとともに全国的に浅煎り化が進んだ。しかし一九七〇~八〇年代、脱サラブームの影響によって自営喫茶店が急増し、第二次コーヒーブームを迎えると、自家焙煎を行う店が増加。その多くが他店との差別化のために「本格的な深煎り」を売り文句にしたことで、コアなファン層を中心に深煎りが広まっていった。

これと同時期、アメリカでは(焙煎に注力する日本とは対照的に)生豆の品質を重要視する「スペシャルティコーヒー」という動きが生じ、その後、スターバックスのエスプレッソ事業展開(一九八六年)によって深煎りエスプレッソの認知度が上昇したが、二〇世紀末には「浅煎りスペシャルティ派」の急先鋒だったボストンのジョージ・ハウエルらが中心になり「カップ・オブ・エクセレンス」という生産国での品評会とオークションが、各国で行われるようになった。こうしたアメリカの流行は、バブル崩壊後のカフェ急増による第三次コーヒーブームを迎えた日本にも伝わり、近年はアメリカ流の「浅煎りスペシャルティ派」が、日本においても新たな本格志向として隆盛をみせている。

このように焙煎度の推移だけに注目しても、コーヒーの流行は——社会的・経済的背景もつねに絡み合いながら——大きく移り変わってきたことがうかがえる。このことは、どのような「コーヒーの香り」が高評価されるのかも、また、時代や地域によって変わりうることを意味している。

## 4　コーヒーの香りの表現語彙

五感のなかでも嗅覚は、他人と共有することが困難な感覚といわれ、官能表現（いわゆる「味ことば」）による言語化に頼らざるをえない。早川ら［Hayakawa et al. 2010］の報告によれば、日本のカップテイスター（コーヒー鑑定士）らがピックアップした、全一二七種類の「コーヒーの日本語官能表現」のうち、約半数が香りに関するものであった。したがって、コーヒーに関する官能表現では香りの語彙数が最多であるといえるだろう。

ただし、これらの表現語彙の一般認識率（一般消費者のうち「コーヒーに当てはまる」と考えた人の割合）を検討すると、香り表現のなかで五割を超えるものは「焙煎した roasted」「香ばしい roasted and pleasant」の二つだけであった。この二つは、香り以外を含めた全体でみても非常に認識率が高く（順位ではそれぞれ一位と四位）、このことからも「香りはコーヒー全体を代表する要素だ」と認識されていることがうかがわれた。なお「香ばしい」に相当する言葉は、日本語と韓国語（구수한 gusuhan）以外の言語には認められず［Seo et al. 2009］、日本ではもっとも端的にコーヒーを表す言葉でありながら、世界的には通用しにくい概念になっている。

「焙煎した」「香ばしい」以外には「フルーティ」「甘い」「焦げた」など、専門家（カップテイスター以外のコーヒー関係者を含む）同士で比較的共有されている表現もみられたが、「土」「チョコレート」「ナッツ」など専門家の認識率が五割に満たないものが五九中五二個を占めた。これはコーヒーの香り表現が極度に特殊化していることを示唆しているといえるだろう。

## （1）カップテイスター制度と官能表現

コーヒーの官能評価を行うカップテイスターはしばしばワインのソムリエと比較されるが、ソムリエが完成されたワインの品質を評価するのに対し、カップテイスターは原料である生豆を取引するために評価するというスタンスの違いがある。コーヒーにおける官能評価はもともと、実際に消費者が味わうコーヒーに対するものとしてではなく、原料の違いがわかりやすい焙煎度、抽出法で条件を揃えて評価するものとして、カップテイスターの認定制度とともに発展してきた。資格認定を得ようとする受験者は「コーヒーの香味を表す共通言語」を学ぶ必要があり、そのための用語として官能表現が整理されてきたという背景がある。

政府や業界による公的なカップテイスターの認定資格としては、ブラジル（クラシフィカドール）とアメリカ（Qグレーダー）の二つが代表だろう（日本には公的カップテイスター認定制度はない）。先に制度が確立したのはブラジルである。最大生産国ブラジルにとっては、できるだけ多くの豆を高い値段で売ることが目標であり、また当時は国際コーヒー協定のもとで需給量と価格の調整が行われていたため、突出して上質な「スペシャルティ」を作ることよりも、一定基準を満たした「コモディティ（普及品）」を量産することが重要視された。このためブラジルの官能用語では、基準以上と以下を分けて「足切り（＝ネガティブセレクション）」するための、ネガティブな表現が中心になった。

## (2) コーヒーのフレーバーホイール

これに対してアメリカではスペシャルティを推進する人びとによって認定制度が作られた。先行したブラジルの評価用語のほか、ワインなど他の飲食嗜好品からも語彙を取り入れ、コモディティとの差別化のために、よりポジティブな表現が多数採用されることになった。彼らが設立したアメリカスペシャルティ協会（ＳＣＡＡ）は一九九七年に「コーヒーフレーバーホイール」を作成。このポスターが協会員だけでなく生産国の生産者たちにも広まっていった。また同協会は、それぞれの香り表現に対するリファレンスとなる香料サンプルのセット（Le Nez du Cafe）を資格教育のために採用した。こうした活動を通じてアメリカ式の表現語彙が世界的に共有され、「共通言語化」していったのである。

なお、最初に作成されたフレーバーホイールは、表現語彙を恣意的に並べただけの不完全なものであった。また二一世紀以降、「カップ・オブ・エクセレンス」の開始によって、従来のスペシャルティコーヒーよりもさらに個性を重視した高品質な生豆に注目が集まり、それまでにない香り表現を使う関係者も増加した。これらの動きを背景に、二〇一六年にはWorld Coffee ResearchとSCAAの共同研究で、新たな官能用語集（WCR Sensory Lexicon）と多変量解析マッピングに基づく新しいフレーバーホイールが作成されている［Spencer et al. 2016］。ただしこのような成立背景から、新用語集においても約五分の一が「フルーティ」に関連した表現で占められるなど、現代アメリカ人のコーヒー嗜好、とくに「浅煎りスペシャルティ派」優先の、表現語彙の偏りが認められるのが現状である。

## 5　コーヒーの香気成分の化学

天然物の香り全般にいえることであるが、コーヒーの場合も「たった一種類でコーヒーの香り」になる化学物質（香気成分）というものは存在しない。その中に含まれる、数十から数百種類の揮発性成分の種類と量のバランスによって全体の香りが形成されている。これまでに報告されたコーヒーの揮発性成分は一〇〇〇種類近くに及ぶが、この数字は先述のように、生豆やさまざまな焙煎度の場合を含めた総数である。実際に一杯のコーヒーから分離可能な香気成分の数は（計測方法によっても変化するが）三〇〇種類程度で、他の飲食嗜好品と大きな違いはない。また、そのすべてがコーヒーの香りにとって必須というわけではなく、重要な化合物グループとそうでないグループが存在する。なかでも重要度の高い化合物は一五～四〇種類程度に絞られるが、そのうちどの化合物が重要かは焙煎度や原料となる生豆の種類でも異なり、研究者によって見解が分かれているのが現状である。

## (1) 代表的な香気成分

こうしたコーヒー香気成分研究の代表例として、ミュンヘン工科大学のグロシュらの報告[Czerny et al. 1999]があげられる。彼らはジャーマンロースト(中深煎り)にしたコロンビア産コーヒーから揮発性成分を分離し、なかでも匂い閾値が小さく、十分な量が含まれている計二八種類を、全体貢献度が大きい成分の候補としてピックアップした。この二八種類を、コーヒーに含まれているのと等量になるよう混合すると「コーヒーらしい香り」が再現できたと述べている。また二八種類のうち、特定の成分だけを除いて再構成したものとの比較から、とくに寄与度が高い香気成分(群)がいくつか特定された。

その一つが2-フルフリルチオール(別名:フルフリルメルカプタン)という含硫化合物(構造中にイオウ原子を含む分子)である。一般に含硫化合物には悪臭をともなうものが多く知られ、この化合物も高濃度では煙臭やイオウ臭のような嫌な匂いになるが、適度に薄めると、焙煎したコーヒーを思わせる香ばしいロースト香や甘い焦げ臭を呈する。「単品としてはもっともコーヒーに近い香り」「コーヒーの『淹れたて香』に重要」とも評されており、またワインにおいて「コーヒーの香り」と表現されるものから検出される香気成分でもある。2-フルフリルチオールは生豆の段階ではほとんど含まれておらず、生豆に含まれるショ糖などの糖類と、メチオニンや

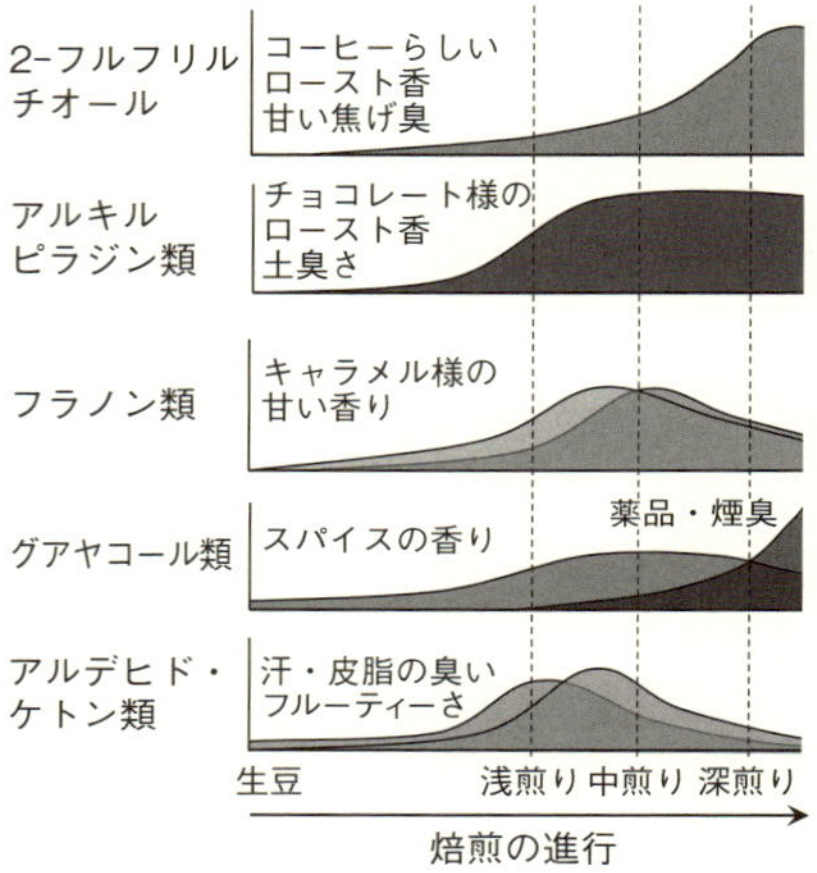


**図2**　コーヒーの代表的な香気成分と焙煎時の増減
出典：［田口・旦部 2014］を元に一部改変。

システインなどの含硫アミノ酸を多く含むペプチド（小さなタンパク質）が前駆物質となり、それらが焙煎中に化学反応して生じることが、別グループの研究［Ludwig et al. 2000］から示唆されている。その生成量は、焙煎の進行にともなって指数関数的に増加するパターンを示す［Baggenstoss et al. 2008］。

この他、寄与度が高いグループとして、以下の四つがあげられた。

①アルキルピラジン類：食品を加熱した際に生じるメイラード反応（還元糖とアミノ酸から「焦げ」を生じる褐変反応群）によって中煎り以降に増加し、チョコレート様のロースト香の一部になる。

②フラノン類：糖類の加熱によって生じるキャラメル様の甘い香りの成分。中煎り付近をピークに増加し、以降、減少していく。

③グアヤコール類：深煎りになると生成・増加するスパイスや薬品、煙臭。コーヒーに含まれるクロロゲン酸の熱分解によって生じる。

④アルデヒド・ケトン類：単独では汗や皮脂様の臭いだが、他の匂いと混ざることでフルーティーさが生じる。メイラード反応の途中で生じ、中煎り付近がピークになる。

コーヒー焙煎の過程では、その進行とともにさまざまな化学反応が順次進行する。それによって、これらの香気成分群がそれぞれ別々のパターンで増減し、焙煎が進むにつれて、香り全体での成分組成（バランス）が移り変わっていく（図2）。これが焙煎度の違いによって、香りが大きく変化するメカニズムだといえる。

## 6　品種と香りの関連

二〇世紀末以降、生産諸国で広まった「カップ・オブ・エクセレンス」の活動は、生豆の品質をとくに重要視してきたアメリカの「浅煎りスペシャルティ派」の嗜好と相まって、コーヒー業界に新たな潮流を生んだ。生産国の人びとが「より高品質で個性ある生豆づくり」に取り組むようになったのである。「カップ・オブ・エクセレンス」等の品評会で上位入賞を果たすような中小農園を中心に、これまでとは異なる品種の栽培や精製法の工夫など、新しい試みが積極的に行われ、従来のものとは異なる香りをもったコーヒーが生み出されている。

### （1）コーヒーの三原種

もともと世界で栽培されているコーヒーノキは、通称「三原種」とよばれる、アラビカ種、ロブスタ種、リベリカ種に大別される。最初にコーヒーとして利用されたのはエチオピア西南部原産のアラビカ種で、当初はイエメンがその栽培を独占していた。一七～一八世紀には種子や苗木が持ち出されて世界各地に広まったが、一九世紀後半に病害（コーヒーさび病）が大流行したため、耐病性のあるロブスタ種とリベリカ種の栽培が始まった。ただし、どちらも香味面ではアラビカ種に劣るとされる。ロブスタ種はアラビカ種に比べて酸味に乏しく、香りの面でも土臭さや焦げた穀物のような独特の匂い（ロブスタ臭）が強い。ただし苦味成分やカフェインが多いため、インスタントコーヒーなどの加工用やブレンド原料に利用されている。現在、世界の総生産の六～七割がアラビカ種、残りがロブスタ種である（リベリカ種は耐病性がロブスタに劣り、現在はほとんど栽培されていない）。

中南米でコーヒーさび病が流行した一九七〇年代以降、ロブスタ種との交配育種から生まれた耐病性アラビカ種への植え替えが進んでいたが、近年は高品質を求める消費国側の声に応えて、それ以前の純粋なアラビカ種が再注目されている。しかし、それらはいずれもティピカとブルボンという、一八世紀初頭に世界に広まった二つの品種のどちらかの子孫であり、世界中で栽培されているアラビカ種の大半が、たった二本の樹の「クローン」にあたるといえる。しかも、生豆中の成分組成ではティピカとブルボンに大きな違いはみられない。すなわち、ブドウの品種が香味に大きく影響するワイン等と比べ、コーヒーの場合は品種による成分の違いがほとんどないのが実態であった。

### (2) 新品種ゲイシャ

そんななか、近年大きく注目された品種が「ゲイシャ」である。二〇世紀前半にエチオピアで行われた研究調査の時、西南部のゲイシャ(またはゲシャ)村でサンプルとして採集されたコーヒーノキに由来する品種である。一九六三年に耐病品種候補の一つとしてパナマに持ちこまれたが、収穫性が低く、ほとんどが別の品種に植え替えられた。しかし農園の片隅に残っていたゲイシャの老木から穫れた生豆が、二〇〇四年の「ベスト・オブ・パナマ」品評会で優勝し、大きな話題を呼んだ。その最大の特徴はしばしば紅茶やレモン、ベルガモット(アールグレー紅茶の着香に用いる)などの柑橘類にたとえられる、独特の上品な香りである。この香りの違いは、従来の伝統品種とは遺伝的背景が大きく異なることによるものと考えられた。それ以降、パナマをはじめ多くの国でゲイシャの栽培が拡大するとともに、エチオピアに自生しているコーヒーノキの野生種に、新たな植物資源としての期待が寄せられている。

## 7 精製法と香りの関連

もう一つ、近年大きく様変わりしたのが、精製法に対する考え方である。一九七〇年代以降、アメリカではジョージ・ハウエルら「クリーンカップ派」とよばれる、スペシャルティのなかでも急進派の人びとが抬頭し、「精製過程で生豆に着く香味はすべて『汚れ taint』であり、汚れのない『きれいな clean』コーヒーが高品質だ」という考えのもと、その条件に合致する水洗式精製のほうが乾式よりも高品質になると主張した。これにともない、産地の水の便が悪くて乾式精製を採用しているブラジル産コーヒーの評判が低下、コロンビアや中米産の水洗式生豆の相対的な価格やシェアが上昇していった。

「カップ・オブ・エクセレンス」が始まって二一世紀に入ると、「マイクロミル」とよばれる小さな精製場で、個別の農園ごとに、場合によっては同じ畑の中でも特定の区画で穫れた果実だけを選んで、小ロットで精製する動きが現れた。しかし生産者たちが、いざ、クリーンカップ派の要求どおりの生豆を作るようになると、どれも似たり寄ったりの、無個性な豆ばかりが増えていった。後にわかったことだが、クリーンカップ派が高く評価する水洗式の香味にも、水槽に浸けている間に、水中微生物が果肉を発酵して生じる仄かな香りが重要な役割を果たしており、「クリーンさ」を追求しすぎたことでそれらが失われてしまっていたのだ。品評会で優勝して高額落札されるような個性的な生豆作りを追求する生産者たちは、精製方法にも工夫をこらすようになり、その違いが香りに与える影響が改めて認識されるようになったのである。

## (1) 発酵が生み出すモカの香り

精製処理によって特徴ある香りが生み出されているコーヒーの実例の一つがイエメン・モカだ。モカはもともと一七〜一八世紀にヨーロッパ向けコーヒーの輸出で栄えた港町の名であり、その後、砂が集積して廃港された後も、イエメンやエチオピアの山岳部で栽培されたコーヒーは近隣の港から「モカ」の名で輸出され、高級品として取引されつづけた。いわば、コーヒー業界における「最古のブランド」である。他の産地の豆と比べて見た目は小粒で不揃いだが、柔らかな酸味とチョコレートを思わせるコクがあり、とくに良品は「モカ香」とよばれる、独特の赤ワインのような気品ある芳香をもつ。この「モカ香」の正体は長らく不詳だったが、精製過程で果肉が発酵して生じるエステル類やアルコール類などが関与していることが明らかになった。

イエメンは現在でも日本の戦国時代にたとえられる部族社会であり、一部の山岳部族の間で伝統的なコーヒー栽培が受け継がれてきた。水の便が悪い土地柄から水洗式は導入できず、精製は乾式で行われている。ただし、広大な土地に恵まれたブラジルとは異なり、イエメンでは果実を並べられる乾燥場の面積に限りがあって、果実が何層にも重ねられた状態で天日乾燥することが多い。そのため乾燥に時間がかかり、とくに下層では果実が潰れて発酵しはじめる。精製過程での発酵は一歩間違うと腐敗や有害なカビの発生につながり、他の近代化された生産地では品質や生産効率が低下する原因として忌避される一方だった。しかし、じつはコーヒーの黎明期から高級品と認識されてきたモカにおいては、この発酵臭が適度に作用することで独特な「モカ香」となり、プラスに働いてきたのだといえる。

## (2) 生産者の新たな取り組み

一方近年は、「カップ・オブ・エクセレンス」以降、生産者たちの間にも、発酵によって生じる香りを単に排除するのではなく、上手くコントロールして生かそうとする動きが広がりつつある。それまで水洗式が主流だったグアテマラやコスタリカなど中米の生産者たちにも、生豆の一部を乾式やパルプト・ナチュラルで精製する人びとが続々と現れている。彼らが作る乾式の生豆は、風通しのよい棚（アフリカンベッドとよばれる）の上で適度に発酵させながら乾燥したもので、ブラジル産（できるだけ短期間で乾燥させ、コクの強い味になる）よりもイエメン産モカに似た香りのものが多く「ニュー・ナチュラル」とよばれている。

また、パルプト・ナチュラルではパルパーでの処理時間を調整して、わざと表面に果肉の層を残した状態で天日乾燥させる手法が広まり「ハニー精製」とよばれている。残す果肉の量を変えることで、発酵臭が比較的少なめのもの（イエロー・ハニー）から中程度のもの（レッド・ハニー）、強いもの（ブラック・ハニー）も作られるようになった［田口・旦部 二〇一四］。近年は、産地を視察に訪れる消費国側のコーヒー関係者（バリスタや焙煎人など）が増加して、中小農園とのダイレクトトレードが活性化しており、顧客の要望に沿った方法で精製を行う生産者も増えている。

## 8　おわりに

多くの人びとに「香ばしい」飲み物として受けとめられているコーヒーは「匂いの時代」を代表する飲食物の一つといえるだろう。その香りの正体は化学方面からも解明されつつあるが、一方で「コーヒーの香り」に対する人びとの認識や、どんな香りを高評価するかは時代や流行とともに変化しつづけている。さまざまな背景要因を見すえた「食文化」的なアプローチが、その全容を理解するためには必須である。

**〈参考文献〉**


大田南畝　一八〇四『瓊浦又綴』蜀山人全集巻第三（一九〇八、吉川弘文館）収録。

田口護・旦部幸博　二〇一四『コーヒーおいしさの方程式』NHK出版。

旦部幸博　二〇一六『コーヒーの科学』（講談社ブルーバックス）講談社。

旦部幸博　二〇一七『珈琲の世界史』（講談社現代新書）講談社。

Abd-Alkader 16C *les preuves les plus fortes en faveur de la légitimité de l'usage du Café*, Cairo. *In:* Antoine Isaac Silvestre de Sacy (1826, French translation) *Chrestomathie arabe*, Imprimerie royale, Paris.

Bacon, Francis 1627 *Sylva Sylvarum: A Natural History, in Ten Centuries*（『自然史』）, London.

Baggenstoss, Juerg Luigi Poisson, Ruth Kaegi, Rainer Perren, Felix Escher 2008 Coffee roasting and aroma formation: application of different time-temperature conditions. *J. Agric. Food Chem.* 56 (14): 5836–5846.

Bhumiratana, Natnicha Koushik Adhikari, Edgar Chambers IV 2011 Evolution of sensory aroma attributes from coffee beans to brewed coffee. *LWT-Food Sci. and Technol.* 44 (10): 2185–2192.

Czerny, Michael Florian Mayer, Werner Grosch 1999 Sensory Study on the Character Impact

Odorants of Roasted Arabica Coffee. *J. Agric. Food Chem.* 47: 695–699.

Flament, Ivon 2002 *"Coffee Flavor Chemistry"* John Wiley & Sons, Ltd; Chichester, West Sussex, UK.

Hayakawa, Fumiyo Yukari Kazami, Hideto Wakayama, Rutsu Oboshi, Hiroyuki Tanaka, Gou Maeda, Chiaki Hoshino, Hidekazu Iwawaki, Tetsuo Miyabayashi 2010 Sensory lexicon of brewed coffee for Japanese consumers, untrained coffee professionals and trained coffee tasters. *J. Sensory Studies* 25: 917–939.

Ludwig, Eberhard Uwe Lipke, Ulrike Raczek, Anne Jäger 2000 "Investigations of peptides and proteases in green coffee beans" *Eur. Food Res. Technol.* 211: 111–116.

Michishita, Tomomi Masayuki Akiyama, Yuta Hirano, Michio Ikeda, Yasuyuki Sagara, Tetsuya Araki 2010 Gas Chromatography/Olfactometry and Electronic Nose Analyses of Retronasal Aroma of Espresso and Correlation with Sensory Evaluation by an Artificial Neural Network. *J. Food Sci.* 75: S477–489.

Rauwolf, Leonhart 1582 *Dr. Leonhart Rauwolf's journey into the Eastern countries*, John Ray (1693, English translation), London.

Seo, Han-Seok Seung-Yeon Lee, Inkyeong Hwang 2009 Development of Sensory Attribute Pool of Brewed Coffee. *J. Sensory Studies* 24: 111–132.

Spencer, Molly Emma Sage, Martin Velez, Jean-Xavier Guinard 2016 Using Single Free Sorting and Multivariate Exploratory Methods to Design a New Coffee Taster's Flavor Wheel. *J. Food Sci.* 81 (12): S2997–3005.

Thévenot, Jean de 1665 *Relation d'un voyage fait au Levant*（『レヴァント旅行記』）Rouen: Impr. par L. Maurry et se vend a Paris, L. Billaine.
Ukers, William Harrison 1935 *All About Coffee* (2nd ed.) Tea and Coffee Trade Journal Co: NY.
World Coffee Research 2016 *World coffee research sensory lexicon: unabridged definitions and references.*（Available from: www.worldcoffeeresearch.org. Accessed 2018/5/20）.

コラム

# ワインと料理のペアリング（マリアージュ）

生江史伸

「ワインと料理のペアリング」というものが、昨今のように本格的にとりあげられる以前、ソムリエ（ワインの案内人）の仕事はどちらかというと、蔵（セラー）の中にあるワインから、お客様に好みのワインを、いかに含蓄をこめて提供するか、ということに重きがおかれていたような気がする。

お客様に喜ばれるポイントとしては、ワインの稀少性や等級、ストーリーなど、情報によって感動を呼び起こす、そんなところに重きをおくことが〝ワインブーム〟の火付け役になったとも言えるであろう。「私の血はワインでできている」という言葉が有名になったりしたが、想像力の勝負がワインを楽しむキーポイントとなった、といっても過言ではないのではないか。

そして、一九九〇年代後半に興隆をみせた、調理の分析を科学的に解釈するモレキュラーガストロノミー（分子料理学）の流れを受けて、マルチセンサリー（官能度の分析）が調理の現場（厨房）まで入りこんでからというもの、今までの想像力を要するワインの世界観から、実質の味覚、嗅覚に重きをおいた提供方法、いわゆる「料理とワインのペアリング（マリアージュ）」

## コラム

というものが、レストランの現場においても提示される機会を増やしていった。既存の、食事を通してのボトルでの提供、あるいは多皿をグラス数杯のワインがまたいでいく、という状況ではなく、「この料理にはこのワイン。あの料理にはあのワイン……」と、一皿一皿に一杯一杯が掛け合わされていくことにより、より高い喜びを得られる技術が獲得され、お客様の満足度をより上げることが可能となったのである。

ここには、じつは今までの、ワインはソムリエ／料理はシェフといったような、分業制を超えたマルチな料理提供方法も影響してきていると推測される。場合によっては、伝統的な給仕人による料理のサーブに、昨今の料理人がお客様の面前まで参加してくるスタイルが増えたことが、お客様とのコミュニケーションを生み、味の現場の感覚もよりリアルなものとなった。

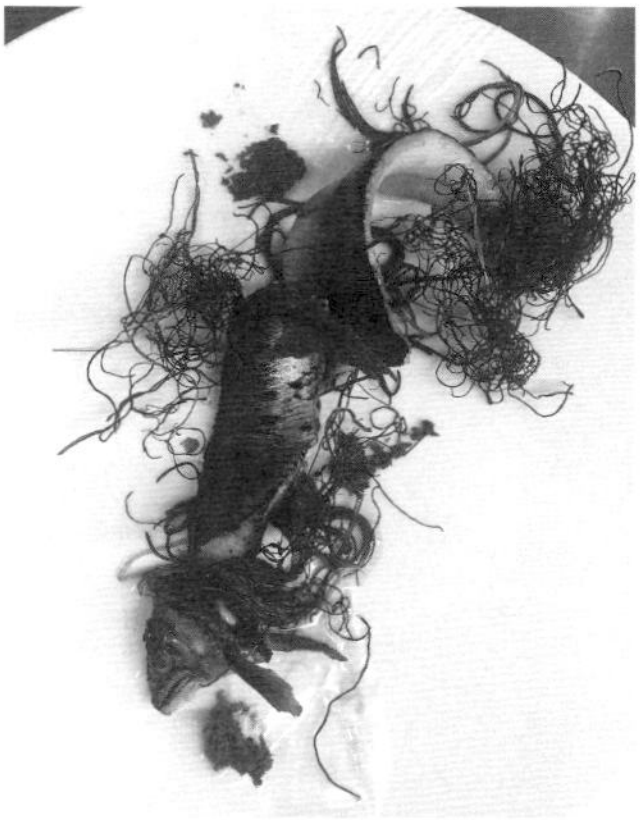

**写真１**　あの森の風〜
鮎とシャンピニオンうるか、おかひじき、山山椒オイル、白味噌エミュルションと富士酢（撮影：筆者　以下も同じ）

高度情報化社会の芽生え後、インターネットなどを活用し、シェフ自身がワインの情報にアクセスしやすくなったことも重なり、ワインを使って「さらに料理を仕上げ直す」ことが可能になったのではないだろうか。

さて、そのペアリング自体の仕上

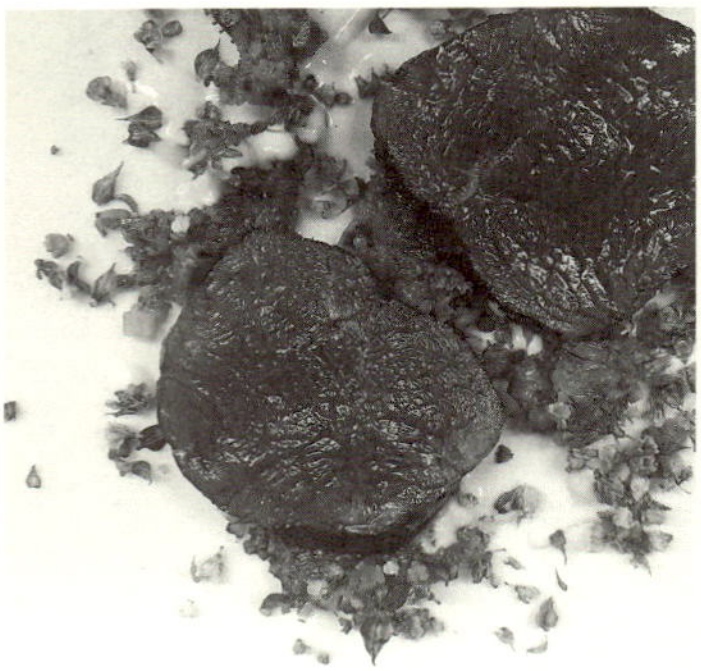

**写真2**　海の神　山の神～
夏鹿サーロインのロティ、帆立のソース
とおろし胡瓜、紫蘇

げ方を観察してみると、脂肪／タンパク質／炭水化物、ここに酸味や刺激や香り、テクスチャーを付加して料理を仕上げる料理人のプロセスの延長線上に、ワインの要素が乗ったといっても過言ではないと思われる。

思うに、キャビアにはシャンペン（古くさい表現で失礼します！）、オイスターにはシャブリ、トリュフのソースにはボルドーなど、相性のよさが定番化されていたとしても、それが科学的な角度で解析されたことはなかったのではないか。

私見としては、キャビアは油脂と塩分をたのしむもの。このやみつき性のある油脂のおいしさにアクセント（ビブラート）を入れて飽きさせないようにするためには、脂を切る酸と苦味、塩を抑える果汁のジューシーさ（適度な甘さ）が必要と思われる。オイスターの鉄っぽい味には、同じように金属味の強い白ワインを。トリュフのソースには、クラシックスタイルでは余韻を長引かせるためにおそらくバターが多量に使用されているので、油脂を切る赤ワインのタンニンと、キノコの香りに同調するような、ボルドー独特（おそらく樽熟成由来）の広葉樹の香りが、二つの関係を引き寄せてくれると思われる。

コラム

こういう一つ一つの味と風味のパーツに合わせて分析すると、必ずしも伝統的な合わせでなくてもペアリング（マリアージュ）が成り立つことが、じつは証明されつつあるのではないか。

たとえば、日本の料理のように発酵調味料を多用している料理文化には、いわゆる「自然派ワイン」という、香り造りに人為的な介入をしすぎないことによって香りの要素をよりたくさんもったワインが合うことが知られているし、東南アジアや南米のようにスパイスをたくさん使う料理が根底にある料理文化では、ワインがもつ酸やタンニンと合わせるというより、リンス力（洗浄力）の高いアルコール感と果実がもつ甘み、厚み、および香りがテーマとなっている「カクテル・ペアリング」が、非常に盛んになっている。アメリカ南部や、スペインの一部の料理などでも、同じような経験をしたことがある。

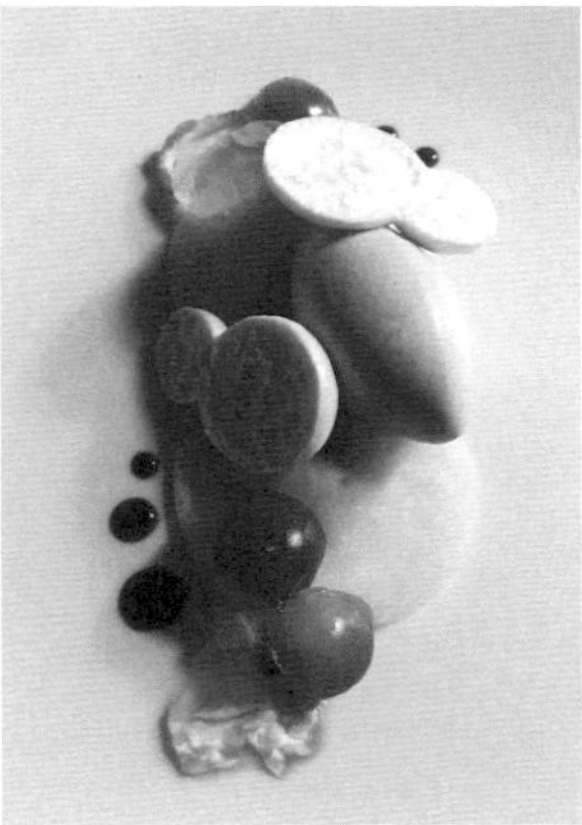

**写真3**　陽射しの香り～
さくらんぼ、蓬のアイスクリーム、アカシアの花、餅、ムラングバリニーズ

甘みのないハードリカー、果物やハーブの香りで清涼感を湧き起こさせて、果汁の甘みで味覚のボリュームを押し上げるか、炭酸割りでスッキリ切るか、どのようなペアリングに落としこむのか。それは、相手の料理に有るもの無いものを分析・整理することで決定できるのではないか、と考えている。

# 第3章　エキゾティックな欲望
## ——スパイスとハーブの魔力

中村和恵
Nakamura Kazue
比較文学・比較文化論

### 1　手始めに——食卓の異文化接触

食と匂いの文化について、植民地支配と少数者のことを考えるために旧英領植民地をほっつき歩いてきた比較文学・比較文化研究者が語る、となれば、やはりどうしても異文化接触の話になる。味は匂いと混同される。味といわれるものの相当部分を匂いが占めている、といってもいい。よい味の食べ物を求める探求はしたがって、よい匂いを求める探求に重なる。この探求は文字どおり大洋を越え地球規模で行われてきたわけだが、異文化との接触は毎日の食生活、私たちの日常のなかにもある。次節以下で論じる主題は、いま日本で暮らす私たちにとって無縁のことではないのだ。手始めに、身の周りを見渡してみよう。

よい匂いとわるい匂い、おいしい匂いとまずい匂いは、短期間に交代しうる。最近の日本における「パクチーブーム」はその好例だ。コリアンダー、香草《シャンツァイ》等の名でも知られるこのハーブについては、カメムシと同じ匂い成分（デセナール、ヘキセナールなどのアルデヒド類）が認められる、好き嫌いは遺伝的に決定される、といった研究もあるが［小原ほか 二〇〇六、野下 二〇一五、Eriksson et al. 2012］、なにしろ人間は慣れる動物である。くさいと嫌った大勢の人はどこへやら、二〇一八年現在の日本では、パクチー味のインスタント麺、ポテトチップス等のスナック菓子、ペーストやソース等の調味料、チョコレート菓子まで販売されている。くさいものは慣れると癖《くせ》になる、ということか。仮名垣魯文が『安愚楽鍋』（一八七一―七二）で描写した、明治「文明開化」期の庶民が牛鍋にはまった状況にも、そうした感覚があったのだろうか。

異国風で刺激的なはずの味や匂いが存外凡庸、あるいはやっぱり好きになれない、という場合もある。書物で知って憧れ、実際に食べてがっかり、という例にかつてよくあがったのが、マドレーヌだ。マルセル・プルースト『失われた時を求めて』（一九一三―二七）の、熱い紅茶とマドレーヌの味わいが一気に幼い頃家族で夏をすごした町の記憶を蘇らせる、という場面に感銘を受け、マドレーヌとはどれほど繊細で優美なものかと想像してきた昭和のフランス文学愛好家や研究者の方々から、なんだこんなものか、と拍子抜けした話を何度か聞いた。ひょっとするとバターの香りが邪魔して好きになれなかった、といったこともあったのかもしれない。

バターやチーズといった乳製品の匂いに対する日本人の感覚は、一〇〇年ほどの間に大きく変化した。漫画『じゃりン子チエ』の主人公は、和食のベースである魚や昆布の出汁《だし》を味の基本として育った大阪の少女で、汁物に牛乳が混ざるシチューのような料理が給食に出ると気持ちわるくて残してしまう［はるき 一九七八―九七］。地域差や個人差も大きいだろうが、作者のはるき悦巳（一九四七-）自身の子ども時代が舞台と推察すると、一九五〇～六〇年代頃までの日本には乳製品のコクを重要な要素とする「洋食」を異文化と感じる人がまだかなりいたといえそうだ。

国外に目を転じてみよう。寿司、いや正確には寿司をアレンジしたスシが勢いよくグローバル化したのはここ二、三〇年のことだが、カリフォルニア・ロールと称される裏巻き（海苔巻きの海苔が外でなく内に入り外側には胡麻などがまぶしてある）のアヴォカド入りスシ・ロールの登場はもっと早く、起源には諸説あるが日系移民の多い北米西海岸で一九六〇年代から七〇年代初頭に始まったというのがウィキペディア（英語版）では有力のようだ［"California roll" 2018］。スシ以前、マリネもしていない魚を生で食べる文化は世界的には間違いなく少数派だった。

こうして海苔はやや奥に引っこむ過程をへて国際化したわけだが、海藻の香りそのものを存分に楽しむ感覚は、そう簡単に共有されていない印象がある。ことにアングロ・サクソン系やアングロ・アイリッシュ系の文化圏では、海藻は「くさい」という感覚にぶつかることが、まだ少なくない。スコットランドの作家（生物学的父はナイジェリア人）であるジャッキー・ケイは小説『トランペット』で、スコットランドの海岸を歩く女性の嗅覚をこんなふうに描写している。「なんてきつい、と久しぶりに潮の香を嗅ぐと感じるものだ、しばらく海から離れていると。海藻と魚の味わいが口中に感じられる。塩が髪にも、頬にもまといつく」［ケイ 二〇一六　原著初版は一九九八。以下翻訳者を別途明記しない日本語訳は引用者によるもの］。きつい（so strong）と彼女が感じる海藻と魚の匂い／味は、海風の塩分同様、おいしそうな磯の香りではなく、不快な印象だ。

今年（二〇一八年）三月に調査に行ったオーストラリアの小都市でも、「なぜコンブはたいした味もなくまずいのにあれほど高いのか」と、どうやら有機食材店で買った昆布を丸かじりしたらしい三〇代の白人女性に質問された。

とはいえ、いまではヨーロッパからロシア、北米、オーストラリアやニュージーランドまで、広範な地域でなにをおいてもなくてはならない食材であるジャガイモが、南米の原産地を離れてこれら各地の庶民の食卓に定着するまでに二世紀以上を要したことを考えれば、日本産の海藻類は「異文化発見」後、よほどスピーディに受け入れられつつあるといえるだろう。

というわけで、異なる文化の食と匂いにすんなりと門が開かれる場合もあれば、衝突し拒否される場合もある。たいがいの場合時間はかかっても好奇心と慣れが、そのうち食文化の壁を壊していく。他方、力でなし崩しに壊された壁を、意図的に修復しようとする試みもある。メキシコ系アメリカ人のルス・カルヴォとカトリオーナ・ルエダ・エスキベルは、病気をきっかけにファストフードや缶詰など出来合いの食べ物をやめて、祖母の世代が大切にしていた先住民族の伝統食材で一からつくる食事に戻る試みを始め、『食の脱植民地化』［Calvo and Esquibel 2015］という本を出した。食と匂いの異文化接触は、多文化主義、植民地化、同化、民族主義、脱植民地主義と、さまざまな方向に展開中だが、温故知新を含め新たな食と匂いへの好奇心が絶える様子はいまのところない。

## 2　植民地ののぞき窓

さてそれでは食と匂いの文化的冒険を、とりあえず植民地というキーワードから出発して考えてみよう。といった途端、すぐに噴出する一連のイメージが、この主題が世界の歴史と経済の核心に深くかかわっていることをあらためて知らせてくれる。スパイスや茶を求めて旅したヨーロッパ人たちの大航海、その動機となった東方《オリエント》への想像力と憧憬、「新世界」の各地でくり広げられた簒奪と闘争、香り高い品々をより多く「旧世界」の市場向けに産出するために使役された先住民族やアフリカ大陸等からの強制移住者たち。胡椒、シナモン、クローヴ、ナツメグ、コーヒー、紅茶、たばこ、カカオ、ヴァニラ等をできるだけ多く得ようと、インド亜大陸や東南アジア、カリブ海、アメリカ大陸、アフリカ大陸、南太平洋諸島などの植民地／旧植民地で営まれたプランテーション経済は、いまにいたるまで世界各地の産業構造に影響を残している。

だが、こうしたマクロな世界史から視点をずらし、それぞれの地域文化の細部にフォーカスを移してみれば、まるで異なる状況もみえてくる。各地に残る食と匂いの文化の多様な豊かさは、どれほど強力な支配的勢力のもとでも、異なる世界観・価値観がたやすく消えはしなかったことを証明している。他方、異なる味や匂いとの出会いが人びとの嗜好や感覚を大きく変えた場合もある。ローカルな食と匂いの文化に注目することで、生活の現場における異文化接触、文化移植、文化混淆の実態がわかる。それは一方的な支配／被支配の関係では語りつくせない、複雑なものだ。
そう、匂いと食の文化史はこの短い論考の範囲をはるかに超え、広大な時代・地域にわたる分野横断的研究領域を形成している。考えうるかぎりの世界の食文化における匂いの異文化接触史を網羅するには、各地域の専門家だけでなく、新しい視点を示す最近の感覚文化研究者たちを含む、膨大な著述が必要となるだろう。ここで示すことができるのは、この領域への小さなのぞき窓にすぎない。

これが植民地、より正確にはポストコロニアリズムの視線でできた窓だということを、お断りしておこう。二〇世紀終わり頃に文学、文化論、歴史学等の領域で広く用いられるようになったこの用語は、欧米中心主義を批判的に顧み、オリエント、アジア、新世界と途方もなく大雑把にくくられてきた地域の側に軸足をおいて、別のとらえ方で世界を知りたい、という意図を表明している。誤解されやすいのだが、これは植民地支配が終わった後の、という意味ではない。歴史文化史的にはそれは、ありえないのだ［Ashcroft et al. 1989］。独立の旗が翻った後も、植民地化による言語文化の変容をなかったことにするすべはない。英領植民地化以前のインドは、二度と戻らない。良し悪しにかかわらず、それが時間を巻き戻すことのできない歴史文化の現実だ。

ポストコロニアル文化、すなわち植民地化により生まれた、植民地化以降の、支配者への反発と批判を含んだ新しいローカルな混成文化のことを、「レイプによって生まれた子ども」と以前、私は説明した［中村 一九九六］。その出生の経緯にはあからさまな暴力があるが、出生後の新しい想像力には、それ自体の生命がある。インド料理が宗主国イギリスによる受容と変容をへて日本の食文化に多大な影響を及ぼすにいたり、毎日さまざまなカレーライスの面白い匂いを列島中のたくさんの皿から立ちのぼらせているように。目の前のカレーからは、その一皿をここにもたらした過去の葛藤はみえない。食の異文化接触にはそういう、いわば節操のなさがある。是非を問わないこの包容力はたとえば、クレオール言語の生成状況や、異人種間の結婚を禁じる法制度にもかかわらず次々と褐色の肌色の子どもたちを世に生んだ、愛の異文化接触に通じるところがある［中村 二〇〇九］。人びとの内からわきあがってくる生活の言葉や恋、そしてよい匂いに動かされる食欲は、上からの圧力ではコントロールしきれないものらしい。

とらえがたく、コントロールしがたく、曖昧な魅力で人びとを引きつけ、植民地主義および帝国主義の引き金になったスパイス。日常的で、ローカルで、権力とは一見無縁ながら、古代から現在にいたる複雑な人類の足跡とつねにともにあり、人びとの心身両面に影響しつづけてきたハーブ。これらをめぐる以下のいくつかのエピソードから、私は一つの仮説を引き出そうと思う。匂いの素は物質だ、という科学的事実があるにもかかわらず、人間にとって匂いは、厳密にいえば匂いの意味づけ・価値づけ・解釈は、想像の世界に属するもの、イメージ、ヴィジョンなのではないか、というものだ。水や排泄物の匂いなど、普遍的に生理的反応を引き起こす匂いは確かにあるように思うが、それさえも各地各時代の環境のなかで育まれる複雑な意味の体系において、よい匂いにもわるい匂いにも読み替えられる。匂いは、モノであると同時に、個人的かつ政治的な意味のネットワークから立ち上がる、一種のファンタジーなのではないか。

## 3　ハーブとスパイス——英語と英文学のなかに織り入れられたファンタジー

ハーブ（herb）が薬草や香草、あるいは「草」一般をさすことは新旧の英語辞典に共通していて、とりあえず頭を悩ませる必要はなさそうだ。だがスパイス（spice）は、なかなか複雑である。サミュエル・ジョンソンによる一七五五年刊の英語辞典によれば、スパイスとは、「1．嗅覚に香り高く味覚にぴりりと刺激的な植物性の産品。各種ソースに用いられる芳香性の物質。／2．味つけに使われるスパイスのように少量のもの」だ［"spice." Johnson 1755］。古い用例から順に並べられたクロノロジカルな辞典であるオクスフォード英語辞典（*Oxford English Dictionary* 以下 *OED*）にも「1．a．一種または数種のつよい風味もしくは芳香をもつ植物由来の物質。熱帯植物から採取され、通常調味料などとして香りづけのため、また保存料として利用される」という定義のほかに、「5．b．なにかの軽い影響、痕跡、または部分、一滴、味わい、あるいはそうしたわずかな量のもののこと」という項目がある［"spice." *OED Online* 2018］。だとすれば、大量生産はスパイスとは相容れない。熱帯、芳香、刺激、稀少、少量といった性質こそが、スパイスを構成するのである。

植民地経済の文脈において考える時、スパイスとハーブ、さらにカカオや紅茶、たばこなどの嗜好品は、厳密には区分できない。植民地経営の現場においてこれらは、病虫害や天候不順、市場価値の上下により入れ替えられることもよくあった作物群であり、収益率が高いことこそもっとも重要だった。スパイスとハーブは食の世界だけでなく、滋養強壮や長寿、消毒、薬効といった医療と保健の世界、ときには呪力、不老不死といった超自然的な世界でも活躍してきたが、こうした世界においても、スパイスとハーブの間に厳密な仕切りは立てにくい。たとえば体を温めることで知られる生姜は、スパイスなのか、ハーブなのか？

山田憲太郎はスパイスの歴史を、代表的な熱帯アジア産の香辛料、すなわち胡椒、丁香、肉荳蔲《にくずく》（ナツメグとメース）、肉桂（シナモンとカシア）を熱望してインドと東南アジアにやってきた「東西先進文化民族の往来」と定義し、スパイスを欲したのはヨーロッパだけでなく、中国、そして西南アジア（中近東）のイスラム圏、インド、そして東南アジア現地における生産・交易・消費量も大きかったこと、さらに中国人にとって胡椒は「薬味料」、すなわち薬物の一種であったことを強調している［山田 一九七九］。香辛料をスパイス、薬味料をハーブとして区別し、胡椒を後者に分類する山田の方法は、英語におけるスパイスとハーブの定義とは異なっているが、同時に、これらが洋の東西を問わず厳密な区別を立てられないものであること、社会のなかにどう位置づけるかで分類が左右されるものであることを示しているともいえる。こうした曖昧さを勘案し、生命を維持するための食に必ずしも必要ではないがその風味や匂いによって大いなる豊かさを食生活にもたらし、ときに食を超え医学や超自然界で絶大な力を発揮し、そのために人びとが争って奪い合うほど耽溺し欲望したもの、さらにこの欲望を市場として利用して富を蓄える経済活動を促進しつづけてきた植物由来の産品を、この稿では厳密な区別を立てずにスパイスとハーブとよぶ。

それにしてもスパイシー（spicy）という形容詞の曖昧さは、注目に値する。多種多様なスパイスすべてをひっくるめ、あるいはスパイス以外のものも、「スパイシー」とよぶ言語感覚が英語にあるのは、スパイスに個別の産品を超えた包括的イメージが付与されているからにほかならない。*OED* に戻ると、スパイシーは、スパイスの香り、甘い芳香（用法2.）、あるいはわくわく興奮する感じ（8.）をさすだけでなく、文書や論説について、鋭い指摘が上手になされている、あるいはセンセーショナルであったりスキャンダラスであったりといささか不適切な性質が認められる時にも用いられる形容詞であることがわかる（7.）［"spicy" 2018］。スパイシーの概念空間は、まさにオリエンタルという語にこめられたさまざまな誤解を内包している。

刺激的で、甘やかで、ときにスキャンダラスで危険なスパイスは、植民地を従えるイギリス帝国の文学が繰り返し描いたイメージを通じて、英語の語彙のなかにエキゾティックな幻想を織り入れた。その例として、ロマン主義の詩人ジョン・キーツ（一七九五―一八二一）の「聖アグネス祭前夜」（一八二〇）をあげることができる。ローマの処女殉教者・聖女アグネスのお祭り前夜に断食した乙女は未来の夫と夢のなかで遭遇する、という伝説にもとづくこの詩の、城に眠る乙女マデラインにそっと近づき果物や珍しい食べ物を捧げる騎士ポーフィローの様子を描いた箇所は、中世趣味を存分に発揮した、幻想的な場面だ。香り高い豪華な贈り物はシナモン、ナツメヤシ、レバノン杉など、明らかにオリエントに関連がある。

> そして輝くシロップは、シナモンで色づけされていて
> マンナとナツメヤシは、商船に揺られ運ばれてきたのだ
> かの古都フェズから。スパイスで味つけた豪奢なものすべてが集められた
> あの絹うるわしきサマルカンドから、杉香るレバノンまで。
> ［Keats 2007］

ティモシー・モートン『スパイスの詩学——ロマンティックな消費とエキゾティックなものたち』によれば、この詩が書かれた一九世紀初頭、ヨーロッパではスパイスを多量に用いる中世風の料理は廃れる方向にあったといわれるが、北部においてはまだそれらは比較的新しい贅沢であり、フランスなどにおいても用い方が少量で洗練され多様なものになったとはいえ、スパイスへの情熱は消えたわけではなかった。スパイスの供給が増えるに従い、貨幣と同等にみなされるほど高かったその経済的価値は低下していったが、豪奢の記号の実体化としてのスパイスの詩的価値はロマン主義時代にも衰えず、スパイスは豊かさのイメージそのものとなっていった。スパイスの複雑な役割について、モートンは次のように述べる。

> スパイスは実体を失ってなおつきまとうイメージ、聖なる存在、境界性《リミナリティ》、富、エキゾティ

シズム、通商、そして帝国主義の議論に登場する。スパイスは資本主義イデオロギーの諸様相に深くかかわっているが、そこからはみ出すものでもある。文学批評のアプローチはこの主題にぴったりである、なぜなら第一にスパイス自体がまさに比喩的な物体だからだ。（……）極東へいたる貿易の道の途上、交換レートが存在しない場合にはスパイスが貨幣の役割を果たした。それは隠喩についての隠喩になった、聖餐式におけるキリストの体とスパイスの関係がその典型だ。スパイスは複雑で矛盾をはらんだ指標だ――図像と背景、記号と指示対象、種と属、愛と死、祝婚歌と墓碑銘、聖と俗、薬と毒、東洋と西洋――そしてこれらの間の交通を、さし示すものだ。

［Morton 2000］

スパイスは実体以上にそのイメージにより珍重され、その比喩的な価値により現実の政治経済や人びとの運命を左右してきたのだ。

## 4　エキゾティックな欲望

過去の匂い、とも、匂いを超えて、ともとれる題の著書（*Past Scents*）の冒頭で、医学史研究者ジョナサン・ライナーツは、「匂いは文化的現象だ」と断言する［Reinarz 2014］。人間社会はそれぞれの時代や地域に特有の環境を理解し、特定の場所、さらにそこにいる人びとを「嗅ぎ分けて」生きるために匂いに頼ってきたわけだが、それだけではなく、未知の世界や想像の領域を探究するためにも匂いを指標としてきた。香水がこうした探求に一役買ってきたことは間違いない。ライナーツが引用する一九世紀の調香師、ユージーン・リンメルの「香水の歴史はある意味において、文明の歴史だ」という言葉は、先に述べたポストコロニアリズムと香りの文化史の文脈から考えると、よくわかる。世界の諸文化に通じ、各地が産する芳香の精髄《エッセンス》を集結させ、それらをコントロールしていままでにない優れた香りを創造しようとする行為は、たしかに最強の物質文明を築きあげようとする文明社会と帝国の野心の凝縮《エッセンス》といえる。

アロマセラピーの流行に関するライナーツの指摘は興味深い。「エキゾティックなものは消費可能な香りの増殖を通じてドメスティックに飼いならされる」と彼はいう。アロマセラピーと同時に匂い消しが一大産業を形成している現在だが、両者は一見正反対でありながら、どちらも心身の健康のために匂いをコントロールしようとしている。アロマオイルや香りつきの衛生用品の大量生産が「健康」な生活にとって異質なもの・不都合なものを飼いならし同化し標準化していくとすれば、よくないとされる匂いを根絶しようとする脱臭の流行は、異質なものへの、あるいは異質なものとして自分がカテゴライズされてしまうことへの、警戒心の発露といえる。これは人種と匂いの結びつきについてライナーツが指摘する、自民族は匂わないと感じる傾向と、密接に関係しているように思われる。

ウィリアム・トゥレットはライナーツのこの本を評するにあたって、アラン・コルバンの『においの歴史——嗅覚と社会的想像力』（山田登世子・鹿島茂訳、原題は *Le miasme et la jonquille*,

1982）を先駆とする一連の匂いの歴史文化学者たちに言及し、二〇一〇年前後頃から匂いを含む感覚の問題が、人文科学と社会科学の複数領域にまたがる先端的な研究のアリーナとして活況を呈していることに注目している［Tullett 2014］。地球環境の変化に対する強い危機感があり、同時に人間や生命の定義がかつてとは大きく変わりつつある現在、身体感覚への関心が高まるのは必然といえるだろう。こうした研究者たちの動向を視野に入れてみると、モノとイデオロギーの共謀により形成されてきた匂いという感覚の、いわばファンタジー性が一層強く意識される。人は鼻ではなく大脳で匂いを解釈しているのだ。匂いを人間の感覚（嗅覚）にもたらす物質自体に、意味はない。意味を付与するのは人間である。だとすれば、絶対的によい匂いは存在しえないだろう。人間の価値評価は時代や地域によって異なる相対的なもので、つねに動き、変化しているのだから。言語文化と不可分な意味のネットワークの上で、人は匂いを受容し、想像力、連想力を働かせる。匂いはいってみれば、物語の触媒なのだ。

香水の調香と命名はまさに、匂いの物語論の実験場だ。たとえばフランスの香水メーカー、ラルチザン・パフューマリーには、ゾンカ（ブータンの寺院で用いられる言語）やトラヴェルセ・デュ・ボスフォール（ボスフォラスの行交）といった、非ヨーロッパの土地にかかわる、しかし具体的な匂いとは結びつきにくい名前の香水がある。後者は西洋と東洋の境界であるボスフォラス海峡の交通、つまりイスタンブールの町をイメージした香りで、お菓子や水たばこのみならず、石づくりの建物やレース格子の窓を連想させると説明がある［"Traversée…" 2018］。さまざまな香りが世にあふれている現代でも、エキゾティックなオリエントは根強いイメージ喚起力を保っているとみえる。

ここで匂いの文化史を再びスパイスの詩学に結び直し、冒頭に述べた仮説に戻ろう。

植民地支配の最初の重要な動力の一つが、スパイスへの欲望だった。スパイスをめぐる物語の細部は、他者に関する妄想に彩られている。人びとがこぞって求めた品々について、実際の効用、栽培や収穫の現状とはかけ離れた話が、本当の話とブレンドされて、まことしやかに語り継がれてきた。

フレッド・ツァラは古代の活気に満ちた香辛料貿易の世界を、「西ヨーロッパがほとんど知らなかったパラレルワールド」とよんでいる［ツァラ 二〇一四］。スパイスの原産地や生育過程の姿、採取法を、ヨーロッパ人たちはしばしば知らされておらず、そのため数多くの伝説が生じた。たとえばミイラの防腐剤として古代エジプトでも使われていたというシナモンについて、ギリシアの歴史家ヘロドトスは、フェニキア人からこんな話を聞いたという。大きな鳥がシナモンの枝をアラビアへ運び、断崖の上の巣に置く。アラビア人はその近くに動物の肉塊を置き、肉を運んだ鳥の巣が壊れてシナモンが落ちてくるのを待つ、と。アリストテレスの弟子で植物学の父といわれるテオプラトスによれば、シナモンはアラビア原産で、峡谷の藪の中で毒蛇に守られており、シナモンを手に入れたら三つの山に分けてくじを引き二つを選び、残りは太陽神にお供えして帰り道に毒蛇から守ってもらうそうだ。ほかにもシナモンについては数々の伝説や誤解がある。クローヴやナツメグについても同様だ。時代が下って真実がわかっても、伝説の輝きは消えない。トマス・ムア（一七七九-一八五二）がペルシアの物語や詩に取材して書いたという詩（*Lalla Rookh*, 1817）の中には、こんな一節がある。

あの黄金の鳥たちよ、スパイスの頃には
そこかしこの庭に落ち伏す、甘き実に酔いしれて
その香りの夏の奔流がかれらを誘ったのだ
あのアラビアの柔らかな陽の下に
花咲き誇らんとするシナモンの枝で高き巣を営む鳥たち
[Moore 1853]

「甘き実」は極楽鳥をインドに誘うナツメグのことで、この実に酩酊し鳥は死ぬという伝説があった、と注記されている。ナツメグは実際に大量摂取による幻覚症状等が確認されているが、真偽入り交じったその豪華な幻想喚起力は、まさにスパイシーだ。スパイスに関する幻想、妄想は、まだ見ぬ土地、知ることのない遠方へのエキゾティシズム、異民族に関する偏見と憧憬（この二つはいつも表裏一体だ）の一形態である。いいかえれば、エキゾティックな欲望の別名がスパイスなのだ。

## 5　ハーブの魔術――カリブ海のアフリカ系文化

では、この欲望のまなざしに、ローカルな生活者たちはどう応じるのか、あるいはすれ違うのか。文化人類学の成果から面白いエピソードを抽出して比較分析する作業はきわめて誘惑的だが、それを始めたらおそらく永遠にこの稿は終わらない。残り少ない紙幅で十分な議論は尽くせないが、せめて二人の英語圏カリブ海作家関連のエピソードを添えて終えることにしよう。

ジーン・リース（一八九〇－一九七九）は、カリブ海・アンティール諸島の英領植民地、ドミニカ島出身のクレオール白人作家だ。父はウェールズ人、母はスコットランド系の「クレオール」。この語にはあきれるほどたくさんの意味があるが、もっとも古いのはこの、植民地生まれ・植民地育ちの白人という意味だとされる［Allsopp 1996］。のちには混血、あるいは黒人でも、言語でも、果てはドレスや料理まで、カリブ海の混成文化から発生したものはすべてクレオールとよばれるようになった。人種や肌の色を超え、一つのポストコロニアルな文化がしだいに育まれていったことを、この語の変化自体が示している。

植民地時代のドミニカ島を舞台にしたリースの小説には、黒人奴隷の子孫たちが信じる始祖の地アフリカの神々と、カリブ海の先住民族文化、さらにキリスト教の影響が混じりあった、独特な精神世界が顔をのぞかせる。代表作『サルガッソーの広い海』（一九六六）にはこの地でオービアとよばれる呪術を使う黒人女性が登場するが、子ども時代のリースの家にも、オービア使いの女性が実際に雇われていた［中村 二〇一三］。植民地当局が呪術使いの罪で彼女を逮捕している。逮捕したのはヘスケス・ベル（一八六四―一九五二）という植民地行政官。ベルはいわば素人民族学者で任務地の土着文化に強い関心があり、ドミニカ島でも自分の屋敷の畑に入る泥棒を撃退する目的で地元の呪術師に頼み怪しい薬を調合してもらう、といったこともしている［Bell 1893］。呪術使いの逮捕は彼の独断ではなかった。彼は法律に従ったのだ。当時の大英帝国はたしかに植民地の魔法使いを恐れていた。

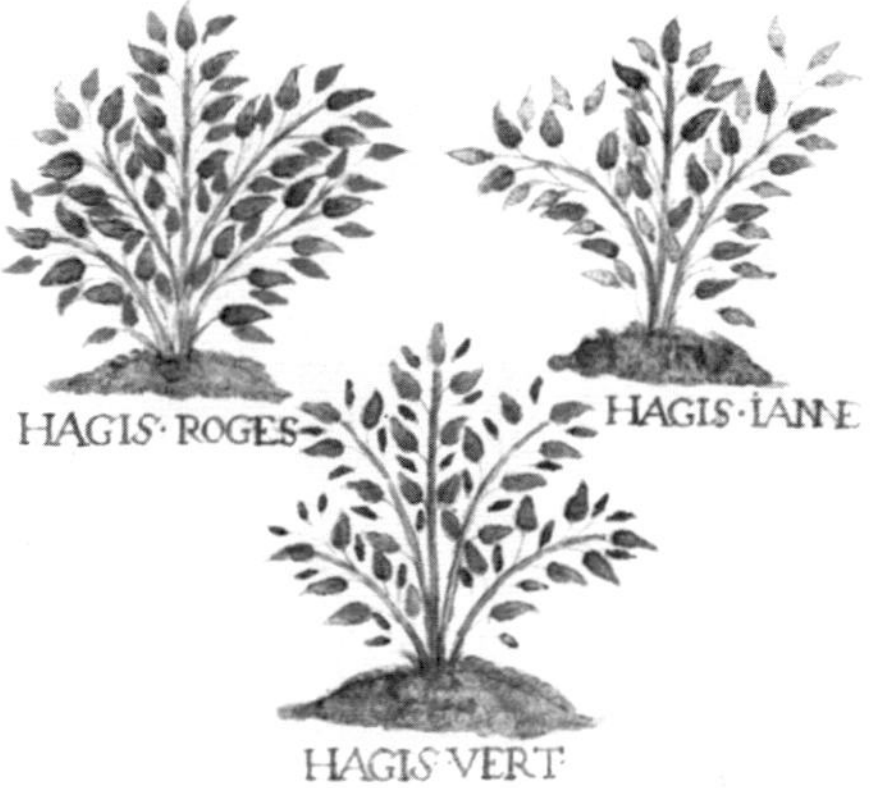


**図 1**　「赤唐辛子、黄唐辛子、緑唐辛子」
*Histoire Naturelle des Indes: The Drake Manuscript in the Pierpont Morgan Library* (preface by Charles E. Pierce, Jr.; foreword by Patrick O'Brian; introduction by Verlyn Klinkenborg; translations by Ruth S. Kraemer). New York and London: W. W. Norton, 1996. 16 世紀後半のカリブ海地域の動植物や先住民族の生活を詳細に描いたフランス語解説つきの 199 葉の絵からなる『インド諸島［西インド＝カリブ海の島々］の自然誌』、通称「ドレイク・マニュスクリプト」の一枚（部分）。高名な海賊との関係は不明だが、この時期のカリブ海についての資料として大変貴重。

呪術は反キリスト教的であり、儀礼集会は支配者への反抗や暴動の温床になるため禁止した、という合理的な説明は、一九世紀の英領西インド諸島植民地で「血、鳥の羽、オウムのくちばし、犬の歯、ワニの歯、墓土、瓶のかけら、ラム酒、卵の殻」といった妙な匂いがプンプンしそうな品々を持ち合わせていただけで逮捕の理由になる、という事態の十分な説明にはならない。人びとは呪術師の力を具体的に恐れていたのだ。泥棒退治どころではなく、オービア使いが盛った薬草の毒で白人の主人が死ぬ、といった事件もあったことが、植民地時代の新聞に書いてある［中村編著 二〇〇九］。いや、ある、というべきか。サッカーの国際試合で勝利をおさめるために呪術師が選手たちを特別な効果のあるハーブの風呂に入れるといったことが真剣に、国の一大事として行われているアフリカ諸国等の事例は、薬草の魔力が現代世界に生きていることを告げている［同右］。

やはりアンティール諸島にある種子島ほどの大きさの国、アンティグア・バーブーダ出身の作家ジャメイカ・キンケイド（一九四九-）の小説『母の自伝』でも、ハーブが重要な役目を果たす。アフリカ系の父と、ドミニカ島にいまも住む先住民族カリブの母の間に生まれた主人公の女性、シュエラ（Xuela）は孤児同然に育ち、社会の最下層の人間として誰の庇護も受けず生きてきたが、フィリップという裕福な白人の男と結婚することに成功する。しかし彼女は白人に追従するわけではないし、自分を劣等視もしていない。失うものも、よりかかるものも一切ない彼女は、冷徹な観察者で、妥協のない女戦士だ。「小さな意地悪を文明の儀式に高め」て黒人たちを見下げていたフィリップの最初の妻（白人）は、シュエラが教えてあげた幻覚作用のある花のお茶の中毒になり、白い肌が黒くなって死んでしまう［Kincaid 1996］。ヘスケス・ベルの話や呪術殺人を報じる新聞を思い出すと、これをただのフィクションとして片づけてしまうわけにはいかず、ハーブの魔術の現実的な効力を思わずにはいられない。

スパイスのファンタスティックな意味世界と、ハーブの超自然的だが同時にこわいほど現実的な効力のコントラストは、ロマン主義的な異国情緒の「スパイシー」な曖昧さと、各地のローカルな知流のせめぎあいが、いまも続いていることを考えさせる。異なる世界が衝突するこのせめぎあいの現場は、ただ厳しい対立の場であるだけでなく、想像力を刺激する矛盾と驚異に満ちた多層世界の開口部だともいえる。おそらく食と匂いの文化が単純に脱植民地化することはない。異なるものへの関心が健在であるかぎり、あらゆる敵対と矛盾をのみこみ、よい／わるいの境界を揺るがして、食と匂いの異文化前線は展開しつづける。

**〈引用資料〉**


ケイ、ジャッキー（中村和恵訳）二〇一六『トランペット』岩波書店。

ツァラ、フレッド（竹田円訳）二〇一四『スパイスの歴史（「食」の図書館）』原書房。

小原香ほか　二〇〇六「コリアンダーの成長期・器官別香気成分の変動」『園芸学会雑誌』七五巻三号、二六七―二六九頁。

中村和恵　一九九六「帝国との対話は続く――ポストコロニアル文学入門カリブ篇」佐々木英昭編『異文化への視線――新しい比較文学のために』名古屋大学出版会。

中村和恵　二〇〇九「カラードの幻惑――『仏領西インド諸島の二年間』にみるハーンの人種観」平川祐弘・牧野陽子編『講座　小泉八雲Ⅱ　ハーンの文学世界』新曜社。

中村和恵　二〇一三『日本語に生まれて――世界の本屋さんで考えたこと』岩波書店。
中村和恵編著　二〇〇九『世界中のアフリカへ行こう――〈旅する文化〉のガイドブック』岩波書店。
野下浩二　二〇一五「カメムシ臭気成分の化学生態学的研究」『日本農薬学会誌』四〇巻二号、一五二-一五六頁。
はるき悦巳　一九七八-九七『じゃりン子チエ』全六七巻、双葉社。
山田憲太郎　一九七九『スパイスの歴史――薬味から香辛料へ』法政大学出版局。
Allsopp, Richard ed. 1996 *Dictionary of Caribbean English Usage*. Oxford: Oxford University Press.
Ashcroft, Bill, Gareth Griffiths and Helen Tiffin 1989 *The Empire Writes Back: Theory and Practice in Post-Colonial Literatures*. London and New York: Routledge.
Bell, Henry Hesketh Joudou 1893 *Obeah*. Second edition. London: Sampson Low, Marston & Co..
"California roll" *Wikipedia: Free Encyclopedia*. Last edited on 7 May 2018, at 18:33. https://en.wikipedia.org/wiki/California_roll
Calvo, Luz and Catriona Rueda Esquibel 2015 *Decolonize Your Diet: Plant-based Mexican-american Recipes for Health and Healing*. Vancouver: Arsenal Pulp Press.
Eriksson, Nicholas et al. 2012 "A genetic variant near olfactory receptor genes influences cilantro preference," *Flavour* 2012 1:22.29 November 2012. https://doi.org/10.1186/2044-7248-1-22. 29 November 2012.
Keats, John 2007 "The Eve of St. Agnes," *Selected Poems*. Edited and with an introduction and notes by John Barnard. London: Penguin Books (the original work published in 1820).

Kincaid, Jamaica 1996 *The Autobiography of My Mother*. New York: Farrar Straus Giroux.

Moore, Thomas 1853 "Lalla Rookh," *The Poetical Works of Thomas Moore*. New York: D. Appleton & Company (the original work published in 1817).

Morton, Timothy 2000 *The Poetics of Spice: Romantic Consumerism and the Exotic*. Cambridge: Cambridge University Press.

Reinarz, Jonathan 2014 *Past Scents: Historical Perspectives on Smell*. Urbana and Chicago: University of Illinois Press.

"spice" in Samuel Johnson, Brandi Besalke ed. *A Dictionary of the English Language: A Digital Edition of the 1755 Classic*. Last modified on January 23, 2016. https://johnsonsdictionaryonline.com/downloads/

"spice" and "spicy" *OED Online*, Oxford University Press, June 2018, www.oed.com/viewdictionaryentry/Entry/186506

"Traversée du Bosphore: Description" *L'Artisan Parfumeur homepage*, Last accessed on June 25 2018. https://www.artisanparfumeur.com/en/perfumes/travers-e-du-bosphore-eau-de-1243151.html

Tullett, William 2014 "*Past Scents: Historical Perspectives on Smell* (review)" *Reviews in History*. 4 September 2014. http://www.history.ac.uk/reviews.

# 第Ⅲ部

# フレーバーの創造

# 第1章 フレーバーの開発技術

網塚貴彦
Amitsuka Takahiko
有機化学

## 1 はじめに

飲食品の匂いは食のおいしさや満足感・期待感に直接寄与し、日常生活において非常に重要であることに異論はないであろう。日常生活において、われわれは多くの飲料や加工食品を購入している。それらの商品の原材料を見てみると、その大部分には商品価値を高めるために食品用香料、すなわちフレーバーが添加されていることに気づく。フレーバーは、じつは日常生活に密接なかかわりをもつ身近な存在であるにもかかわらず、どのように開発・製造されていて日常生活に貢献しているのかほとんど知られていない。本章ではフレーバー開発に必要な技術や、香料会社の歴史や市場について概要をまとめる。

## 2 食べ物の匂い

食品を食べる時、たとえばブドウやイチゴを食べる時は「ブドウの匂いがする」「イチゴの匂いがする」と感じる。この時、匂い成分として「ブドウの匂い」「イチゴの匂い」といったものが存在するのではなく、複数の香気成分が組み合わさった結果、ブドウやイチゴの匂いとして感じている。香気成分分析の論文をまとめたデータベースによると、これまでにイチゴ果実で約三〇〇成分、ブドウ果実で約五〇〇成分の香気成分が見出されており、それぞれの成分が含まれる割合もまちまちである。今後も技術の進歩によってさらに成分が発見されていくものと考えられる。

## 3　香料とは

香料には大きく分けて二種類あり、食品用香料がフレーバー、香粧品用香料がフレグランスとよばれる。適切な香料原料を複数混合しバランスを整えることを「調香」とよび、用途や目的に合う香料を創り出していく。フレーバーを調香する技術者をフレーバリスト（フレーバーリスト）、フレグランスを調香する技術者をパフューマーとよぶこともある。フレーバーとフレグランスを分ける大きな違いは、口に入れる製品に使用されるかどうかであり、口に入れるものはフレーバーとなる。よって歯磨き粉に使用される香料もフレーバーとなる。日本国内においてフレーバーは食品添加物として使用され、食品衛生法で認められた香料原料を組み合わせて調香されている。

フレーバーを使用する目的は大まかに着香・補香・マスキングの三つがあげられる。

①着香：飲食物に対し香りの特徴づけをすることである。添加されるフレーバーが全体の風味

に対して与える効果が大きく、フレーバー使用目的の大部分である。

②補香：飲食物の製造過程で失われてしまう香りを、フレーバーを添加し補ってやることで自然な風味へ補正することである。たとえば果汁濃縮の際に失われてしまう香りを、ジュースに戻す際にフレーバーを添加することで製品価値を高めている。

③マスキング：飲食物にもともと存在している、または加工工程により発生した、望ましくない風味を抑えるために香りを添加し、喫食しやすくすることである。例として薬やビタミンなどの機能性素材の入った製品があげられる。

## 4 香料業界

### (1) フレーバー産業の歴史

スパイスなどを用いて飲食物に匂いをつけるという文化は古くからあるが、香りを楽しみながら食を味わうことや利便性を求めるという社会的なニーズは徐々に生まれてきた。産業革命以降に加工食品の大量生産が可能となり、フレーバーの需要が拡大した。フレーバー製造が産業として確立した一九世紀のヨーロッパでは、近代科学の発展により抽出技術や分析技術・合成技術が進歩し、それにより天然物中のさまざまな香気成分が解明されて多くの合成香料が開発された。一八五〇年にはイギリスのウィリアムソンにより、フルーツがフルーツらしい匂いになるためは欠かせない「エステル」の合成方法が発表されている。そして翌一八五一年にロンドンで開催された第一回万国博覧会において、イギリスの会社から各種「エステル」が組み合わされたフルーツフレーバーが出品された。その後も次々と合成香料の開発が進み、一八七六年、ドイツのティーマンおよびライマーによりバニラの重要香気成分であるバニリンの合成法が報告された。それまでバニリンは天然のバニラビーンズから採るしかなく、非常に貴重であった。しかし工業的に安く大量に作れるようになることでバニラビーンズの価格が暴落したといわれており、フレーバー市場に非常に大きなインパクトを与えたのである。

日本においては、海外から輸入されていたラムネやサイダー、チョコレート、ドロップ、ビスケットなどの加工食品の国内製造が明治・大正にかけて次々に開始された。それらに使用されるフレーバーは、海外の香料会社から輸入されていたものである。香料原料および調合されたフレーバーは薬種問屋が海外より輸入していたが、その後薬種問屋のなかにはフレーバーを調合するものも現れ、香料商として独立していった。表1に日本のおもな香料会社が創業された年と創業者をまとめた。日本でも長い歴史を誇る香料会社があることがおわかりいただけるかと思う。

## (2) 世界の香料市場

二〇一六年の世界の香料市場規模は約二・七兆円(一USドル=一〇八・五円換算)であると推計されている。内訳をみると、アメリカが約七〇〇〇億、日本を含めたアジアが約八〇〇〇億、南米が約二二〇〇億、ヨーロッパ・アフリカ・中東で約九九〇〇億、日本単独では約二一二五億

**表1**　日本の香料会社創業年表（抜粋）

| 創業年 | 店名（現社名） | 創業者 |
|---|---|---|
| 1808 | 薬種問屋　塩野吉兵衛商店（塩野香料㈱） | 塩野吉兵衛 |
| 1893 | 芳香原料商店　小川商店（小川香料㈱） | 小川安兵衛 |
| 1903 | 長谷川藤太郎商店（長谷川香料㈱） | 長谷川藤太郎 |
| 1914 | 曽田香料店（曽田香料㈱） | 曽田政治 |
| 1920 | 高砂香料株式会社（高砂香料工業㈱） | 甲斐荘楠香 |

**表2**　世界の香料会社（2016年）

| | 会社名 | 国名 | 売上高（100万US$） | シェア（%） |
|---|---|---|---|---|
| 1 | ジボダン | スイス | 4,734 | 19.4 |
| 2 | フィルメニッヒ | スイス | 3,391 | 13.9 |
| 3 | アイエフエフ | アメリカ | 3,116 | 12.7 |
| 4 | シムライズ | ドイツ | 2,312 | 9.5 |
| 5 | 高砂香料工業 | 日本 | 1,261 | 5.2 |
| 6 | マン | フランス | 1,171 | 4.8 |
| 7 | フルタローム | イスラエル | 1,068 | 4.4 |
| 8 | センシエント | アメリカ | 654 | 2.7 |
| 9 | ロベルテ | フランス | 518 | 2.1 |
| 10 | 長谷川香料 | 日本 | 439 | 1.8 |
| 11 | フアバオ | 香港 | 377 | 1.5 |
| | 11社合計 | | 19,040 | 77.9 |
| | その他 | | 5,410 | 22.1 |
| | 合計 | | 24,450 | 100.0 |

出典：Leffingwell & Associates 発表資料。

円の香料市場規模となる。表2は世界のおもな香料会社の売上とマーケットシェアを示したものであり、売上上位一一社で世界の香料市場の約八〇％を占めている。この二、三〇年の間、香料業界においてはM&Aが活発に行われている。売上上位にランクされる会社同士や、食品会社や製薬・化学会社が有していた香料部門を買収する動きもあり、現在のマーケットシェアとなっている。今後もM&Aが進むことが予想される。

香料会社は調香した香料製剤を販売するだけではない。天然原料から香気抽出物を製造したり、化学合成プラントをもち香料原料を合成して香料会社へ販売することを事業の柱にしている会社もある。それには会社設立の背景が大きくかかわっている。一八五〇年設立のショーブ社（現ロベルテ社）はフランスのグラースでバラやジャスミンなどから天然香料を採取・販売する目的で設立され、一八七四年設立のドイツのハーマン・ライマー社（現シムライズ社）は合成バニリンの工業生産のために設立された会社である。このように、香料会社同士は競合相手であるとともに顧客・サプライヤーの関係でもある。

## （3）日本の香料市場

日本では売上上位五社で市場の約八〇％を占めている。図1は二〇一二年から二〇一六年までの国内市場における各カテゴリー別の売上を示したものである。世界の香料市場全体では、フレーバーとフレグランスの売上高はだいたい同じ規模であるが、日本はフレーバーが八割、フレグランスが二割と、フレーバーの市場規模が圧倒的に大きいことが特徴となっている。日本は加工食品を多用する食生活や、香水などの強い香りをまとうことを好まない文化などが背景にあると考えられる。

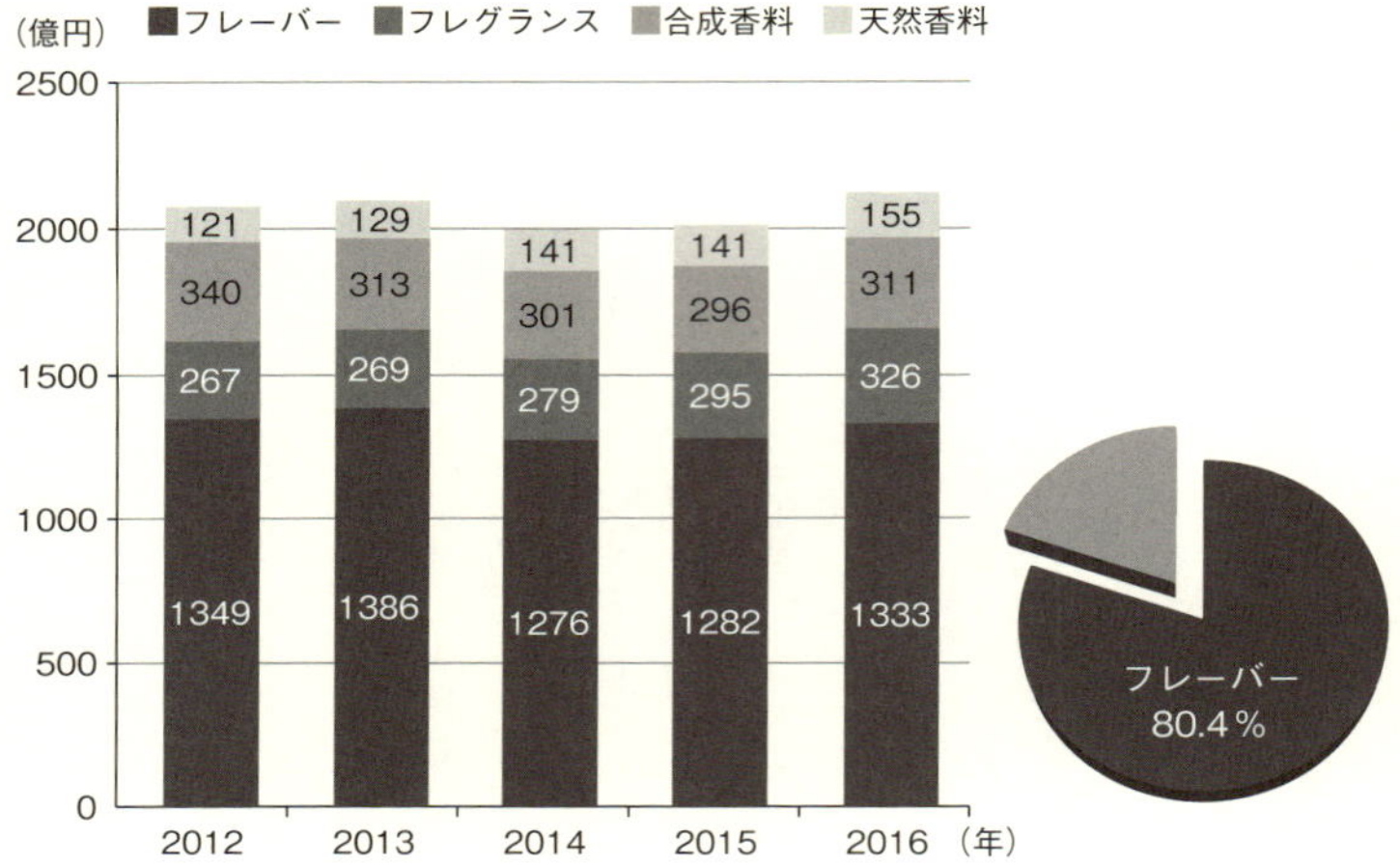


**図1**　日本国内の香料市場
出典:『日本香料工業会会報』BCC Research。

## 5　フレーバー開発

フレーバーの開発は、フレーバー開発に必要な知識とトレーニングを積んだフレーバリストが行う。

フレーバリストになるためにはもともと一般人より嗅覚が優れている必要があると思われがちであるが、必ずしもそうではない。後述するトレーニングを積み重ね、食品の風味に対してどのような香気成分で構成されているのかを把握または推定する能力を磨きあげていく。そして、どのような香気成分をどのくらいの量で組み合わせることで目的に合うフレーバーを創り出せるのか、理解していくことで一人前のフレーバリストになっていくのである。

## （1）匂いの把握

フレーバリストになるためには、香料原料の匂いや表現方法、香料原料を組み合わせることによる匂いの感じ方の変化などを覚えていく必要がある。さらには各国法規の知識等も必要となる。一人前のフレーバリストになるためには、天然香料と合成香料を合わせて一〇〇〇種類以上の香気特性を把握することが必要といわれている。

### 〈香気訓練〉

香料原料の匂いを覚える作業を香気訓練とよぶ。具体的な物に例えられる匂いは記憶しやすいが、そうでないものはなかなか難しく、色や明るさ、音階など嗅覚以外の感覚に例えてみるなど、人により工夫が必要となる。筆者が記憶した例をあげると、シス-3-ヘキセノールはちぎった葉っぱの青臭さ、2、6-ノナジエナールは青々としたキュウリの皮、シトラールはレモンの皮など、具体的なイメージとしてとらえている。それに対し、シトラールとよく似た構造のシトロネラールは山椒やレモングラスの重要香気成分であり、香気もよく似ている。両者は同様の香質をもつグループとしてとらえ、シトラールのほうが黄色をイメージし、やや明るさがある、というように記憶している。

香気訓練を重ねて匂いを覚えることで、新たな気づきを得ることができる。たとえばレモン様のシトラールは生姜の重要香気成分であることが感じとれるし、キュウリの香りと感じていた

2、6-ノナジエナールは海産物に必要な匂いであることが把握できるようになる。余談であるが、海産物の酢の物にはキュウリが合わせてあるのを目にすることも多いと思う。香料科学的な目線に立つと、海産物とキュウリの香りには同じ重要香気成分があり、それが両者の相性のよさに貢献している可能性がみえてくる。

天然香料は天然原料から香気を抽出したものであるが、産地や抽出方法によって匂いの質が大きく異なるため、それぞれの特徴を把握する必要がある。たとえばオレンジから採れる天然香料には大きく分けて二つある。ピールオイルとエッセンスオイルである。オレンジは果皮に油胞とよばれる部分があり、その中に精油という形で香気成分が詰まっている。これを取り出すため果皮を機械で圧搾し、精製したのがピールオイルである。一方、オレンジ果汁の中にも香気成分は存在する。搾汁されたオレンジジュースは運搬重量を減らすため水分を飛ばし濃縮果汁という形で世界中に流通している。この水分を飛ばす工程において、果汁に含まれていた香気成分が揮発し精油として回収される。これがエッセンスオイルである。両者とも「オレンジの匂い」として認知できるが、ピールオイルはオレンジの皮を想起させるシャープな力強さをもつのが特徴であり、エッセンスオイルは甘く繊細でジューシーな特徴をもつ。このように、同じオレンジから採取された香料原料であっても匂いの違いが存在することを把握していく必要がある。

一つ一つの香料原料の匂いを覚えたら、次は組み合わせによる効果を把握する。香気成分は組み合わせることで、一つ一つ単独の時とはまったく違った印象の匂いを創り出せる。メチオナールという香気成分は単独では蒸かしたポテト様の匂いをもつ。これに、先ほどのキュウリの匂い、鉄棒を握った後のような鉄臭い匂い、蒸れた靴下のような匂いなどをバランスよく組み合わせることで、塩蔵した魚介類のしょっぱいような匂いを創り出すことができる。

## 〈匂いの時間軸〉

これまでは香気成分の匂いの「質」にフォーカスしてきたが、フレーバーを創るにあたりもう一つ重要なファクターがある。それは「時間」の概念である。香料原料はそれぞれ特有の揮発性をもち、揮発した成分が鼻に到達することで匂いが感じられる。図2に示したように、その揮発度や成分を認知できる早さにより、早いほうから「トップノート」「ミドルノート」「ラストノート（ベースノート）」と大まかに三つに分けられる。それぞれの匂いを感じるタイミングを時間軸上に配置して匂いをとらえるという考え方である。

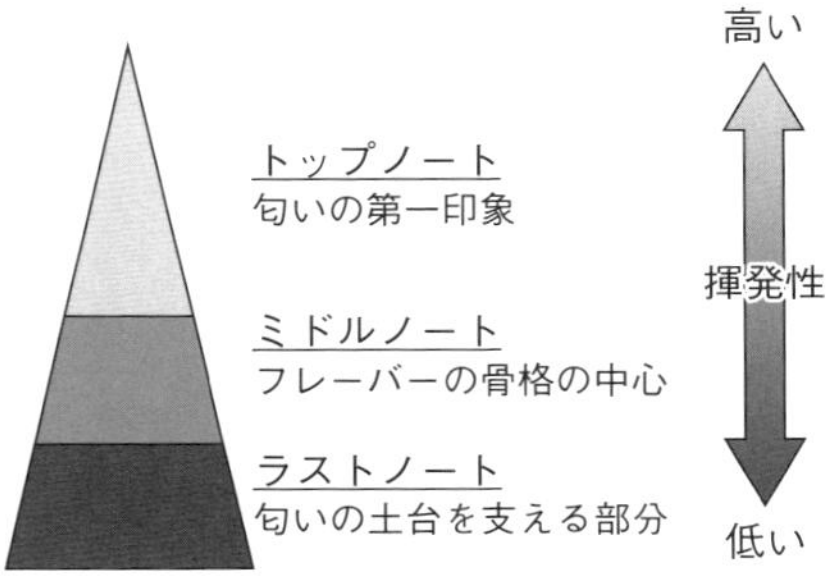

**図2**　フレーバーの時間概念

トップノートは匂いの第一印象に大きく寄与し、たとえばフルーツを切った瞬間のみずみずしいイメージやコーヒーを淹れた時に空間に素早く漂う匂いに貢献している部分である。ミドルノートはトップノートの次に感じられる匂いであり、匂いの骨格の中心を占める。ラストノートが土台として全体を下支えする匂いである。たとえばコーヒーを飲みこんだ後に口中に残る、糖を焦がしたような甘い香りや、桃を食べた後のクリーミーな後引きなどがラストノートにあたる。

調香にはそれぞれの香料原料の香質を把握することはもちろんのこと、トップ・ミドル・ラストのどれにあたるのかを考えることも重要である。つまり、匂いの質と時間的な広がりも考慮しながら香りを組み立てていくわけである。

## (2) フレーバーの調香

### 〈匂いをデッサンする〉

フレーバーを調香するためには、どのような匂いが求められているのか、どのような匂いを創りたいのかを明確にする必要がある。たとえばフルーツの香りを調香する際、フレッシュなフルーツそのものの匂いを創りたいのか、それともジャムのような匂いが創りたいのかで、戦略は異なる。そのうえで、どのような香気特徴があるのか、図3のような「アロマプロファイル」というデッサンを描くことからスタートする。たとえば、フレッシュなストロベリーを考えてみると、「果実のフルーティー」「青臭さ」「赤さを想起する要素」「砂糖のような甘さ」「フローラル」「ミルキー」などの特徴があげられる。

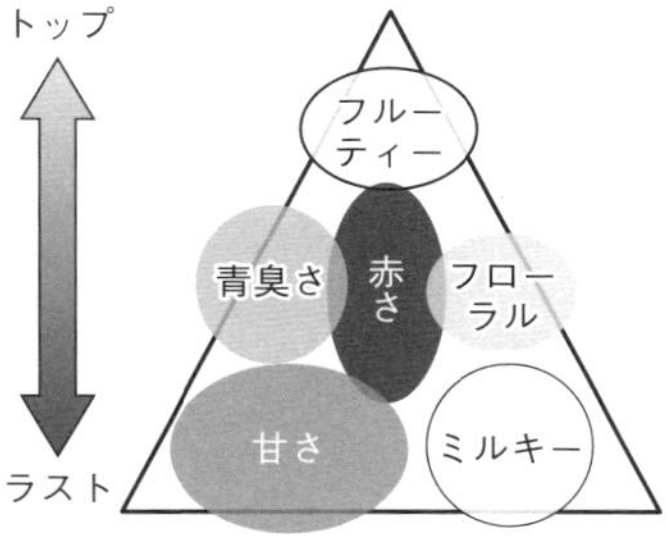


**図4** 時間の概念を加えたストロベリーのアロマプロファイル例

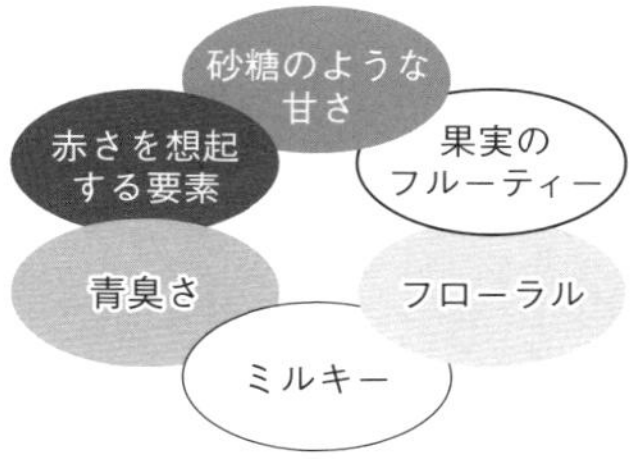


**図3** フレッシュストロベリーのアロマプロファイル例

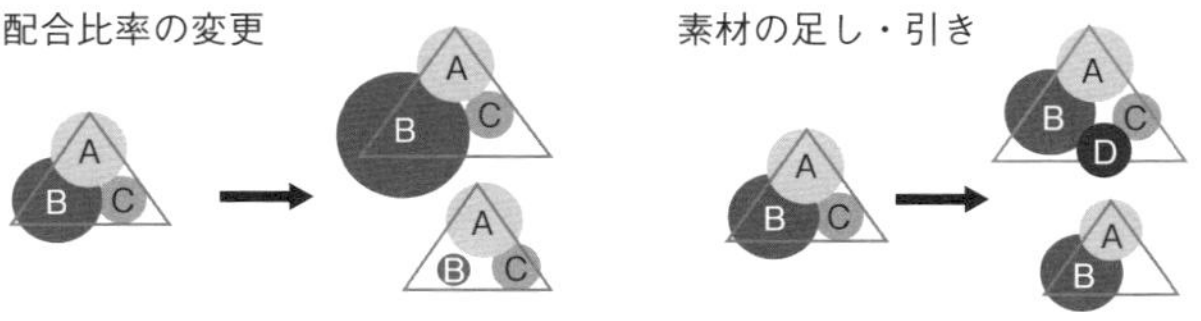


**図5** フレーバー要素検討の概念図

これらの特徴をトップノートからラストノートまでの時間的な広がりを考慮して並べたアロマプロファイルが図4である。「青臭さ」に合うのは葉っぱをちぎった匂いなのか、それともキュウリの皮のような匂いがよいのか。ストロベリーはバラ科であるためバラのような華やかなフローラル感を表現するか、もしくは拡散性のよいジャスミンのような要素を加えていくのか。このようにイメージを膨らませて進めていく。うまくいかない場合には、そもそものデッサンであるアロマプロファイルに足りない部分があるのか、もしくは過剰な部分があるのか図5のように検討する必要もある。このようにして配合比率や使用する香料素材を足し算・引き算することで目的とするフレッシュストロベリーの香りを創り出していく。

フレーバーは要求されたスペックおよび法規の範囲内であれば、自由に創り出すことができる。既存のフレーバーとは大きく違ったバランスにあえて組み替えることで「はずし」の効果を狙うことや、ストロベリーフレーバーには使用されていなかった香気成分を大胆に使用するなど、フレーバリストのアイディアやひらめきがプラスされる。

## 〈微量の悪臭はじつは魅力的〉

フレーバー原料はすべて「心地よい」もしくは「よい」匂いがするかというと、そうではない。香気成分のなかには、濃度が濃すぎると顔をしかめるほどに不快感を覚える、いわば「悪臭」と感じられるようなものもある。さまざまあるが、傷んだたくあんを想起する香気特徴をもつ成分や、蒸れた靴下のような成分、腐敗した卵のような成分などが例としてあげられる。とてもフレーバーには応用不可能に思えるが、適切な濃度に薄めて微量使用することで非常に素晴らしい効果を発揮する。

ストロベリーを例にとると、傷んだたくあんのような香気特徴をもつ成分（メチルチオアセテート）を適量使用することで、やわらかい果肉感と赤く熟した要素を表現することができる。少なすぎてはインパクトに欠け、多いと潰れて傷んだような印象となる。表3は熟したイメージをつけたストロベリーフレーバーの配合例である。成分の配合割合がそれぞれ大きく異なっており、もっとも多いエチルブチレートと、もっとも少ないメチルチオアセテートでは約一三〇倍の配合量の違いがある。それぞれの香料原料の匂いの強さを勘案し、主骨格とするのかまたはアクセントとして用いるのかを判断し、それぞれの配合量をバランスさせている。

**表3　フレッシュストロベリーフレーバー配合例**

| 原料名 | 配合割合 | |
|---|---|---|
| エチルブチレート | 40.00 | フルーティー |
| シス-3-ヘキセノール | 30.00 | 青臭さ |
| トランス-2-ヘキセニルアセテート | 15.00 | |
| リナロール | 15.00 | フローラル |
| エチルマルトール | 10.00 | 砂糖のような甘さ |
| フラネオール | 5.00 | |
| ガンマ-デカラクトン | 1.00 | ミルキー |
| メチルシンナメート | 2.00 | 赤さを想起 |
| メチルチオアセテート | 0.30 | |

　ストロベリー以外にも、微量の悪臭が重要な例はさまざま存在する。たとえば、蒸れた靴下のような成分（イソ吉草酸）は醤油の香りに重要であるし、腐敗した卵の香り（硫化水素、メタンチオールなど）はごはんの炊きたて感や茹であがった甲殻類の香りに寄与する。実際にこれらの成分はそれぞれの食品の香気に含まれている。

　われわれがよい匂いであると感じる食品のなかには、じつは悪臭と感じさせる香気成分が微量含まれており、匂いの奥深さや好ましさを引き出しているのである。フレーバーを一層印象的で魅力的に仕上げるためには、「悪臭」とも感じられる成分を使いこなす技術も必要となる。

### (3) フレーバーの調整

このようにして創られたフレーバーが、意図した効果を発揮するのか検証することは欠かせない。どのような飲食品に賦香されるのかにより、さまざまな調整が必要となる。たとえばキャンディは製造時に高温となるため香気が揮発しやすい。よって加熱により減少する分をあらかじめ補う必要がある。飲料では糖酸度のバランス、果汁の有無や殺菌工程によりフレーバーの感じ方に大きな影響を受ける。冷菓やラーメンでは温度や、含まれる乳・油脂による影響も大きい。このような要素を勘案し、実際の飲食品に近い形態で香味を確認しながら調整を行い、最終製品において目的の風味となるように工夫する必要がある。

## 6　調香を支える科学技術

フレーバーを調香し顧客へ届けるためには、調香の技術はもちろんのこと、それを支える科学技術も必要である。前述のとおり天然物は非常に多数の香気成分の集合体であり、どのような成分がどの程度含まれているのか、もっとも重要な香気成分は何であるのか、などを把握することは調香に大きなヒントとなる。また、これまでは表現が難しかった特徴に寄与するキー成分を発見し応用することは、フレーバーの質を一段と高める。これを実現するのが分析・合成技術であり、以下のようなスキームで行われる。

（1）目的物からの香気抽出、（2）香気抽出物の機器分析、（3）機器分析と人間の官能による香気成分の絞りこみ、（4）不明成分推定と同定。

## （1）目的物からの香気抽出

香気分析を行うにあたり、目的物が含有する複雑な香気成分を可能な限りそのままの含有割合で抽出する技術が必要である。古くは水蒸気を用いた蒸留により香気成分を抽出することが行われてきた。しかしこの方法では一〇〇℃近くの水蒸気にさらされるため、沸点の低い香気成分は蒸留プロセスで大きく失われ、熱による香気成分変性の危険性もあるため、得られる香気抽出物は目的物とは大きく異なる可能性が高い。この難点を解決するため、ミュンヘン工科大学のシーベルレ博士らは一九九九年にＳＡＦＥ（Solvent Assisted Flavour Evaporation）法を開発した。現在は熱劣化の少ない優れた蒸留法として広く用いられている。

そのほかにヘキサンやジエチルエーテルなどの有機溶剤や超臨界二酸化炭素を溶剤に用いた溶剤抽出法や、香気吸着剤を用いる方法など、種々の香気抽出法が開発されている。それぞれの香気抽出方法には得意不得意があり、目的に合わせて複数の香気抽出法を補完的に組み合わせるケースが多い。

## （2）香気抽出物の機器分析

得られた香気抽出物を分析するのに非常に有用であるのがガスクロマトグラフ／質量分析計（ＧＣ／ＭＳ）とよばれる装置である。ガスクロマトグラフは多数の香気成分を一つ一つの成分へ分離する装置である。ガスクロマトグラフは温度変化可能なオーブンの中に特殊な細い管（カラ

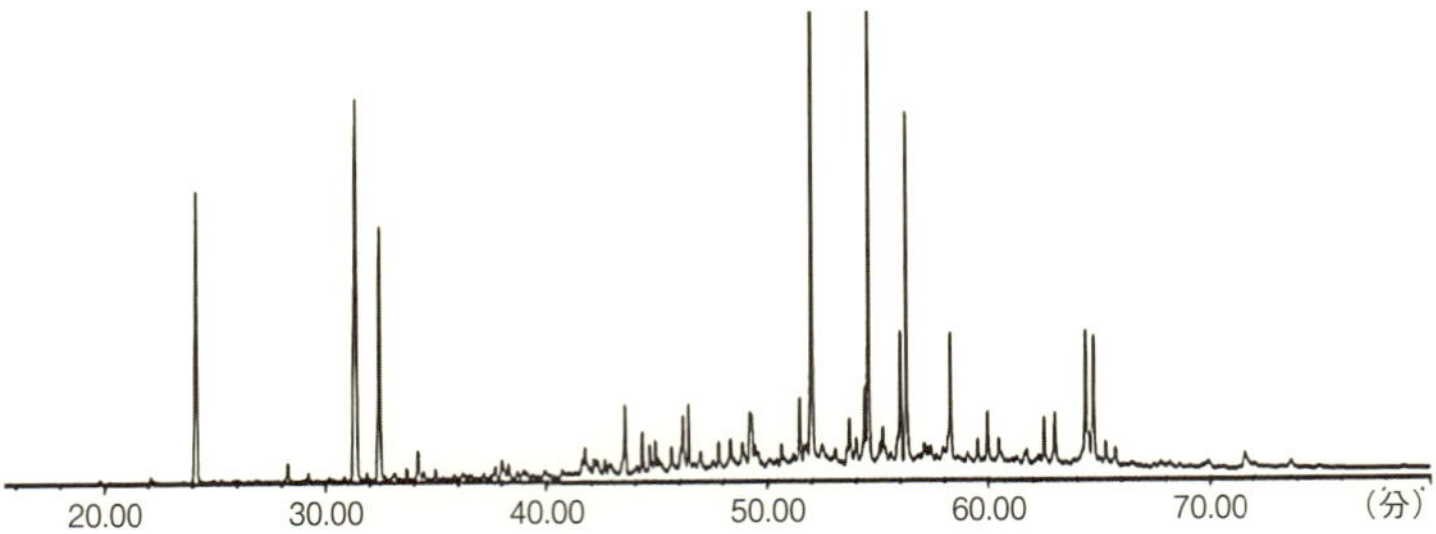


**図6**　鰹節の香気成分分析チャート

ム）が数十メートル封入された構造となっている。カラム内部には特殊な成分が塗布されており、注入口にてガス化された香気成分がカラム内部の成分と相互作用する。相互作用が強い場合はカラム通過が遅くなり、弱い場合は通過が速くなる。つまり相互作用の強弱によって成分が時間差で分離される。揮発性が低い成分はオーブンの温度を上げ、カラム全体を熱することでようやくカラム内を通過できる。このように、香気成分それぞれの揮発性およびカラムとの相互作用をうまく利用することで成分が時間差として分離できる。分離された成分は次に検出器へと送られる。

分離された成分が何であるのかを特定するのに用いる検出器が質量分析計である。この装置で測定することで、成分がどのような分子構造を有しているのかという情報を得ることができる。この情報はいわば成分の指紋ともいえる情報であり、過去にデータベース化された成分の情報と一致した場合は、検出された成分が何であるのか決定することができる。同時にそれぞれの成分がどの程度含まれていたのか、含有量を知ることも可能である。図6は鰹節の香気成分分析を行ったものである。横軸が時間経過、一つ一つのピークが分離された香気成分を示しており、高さが含有量を示している。測定条件にもよるが、一回の測定には数十分、ときには数時間程度の時間が必要となる。

## (3) 機器分析と人間の官能による香気成分の絞りこみ

GC／MSにより検出された多数の成分から、どのようにして「重要香気成分」を特定するのであろうか？ 単に含有量が多い成分が重要であるということにはならない。なぜなら、香気成分はそれぞれ匂いの「強さ」が大きく異なるからである。匂いの強さを表す指標に「検知閾値」がある。これは、香気成分を希釈していき、何とはわからないが匂いが嗅げる最低濃度を示したものである。数値が小さいほど低い濃度でも匂いを感じることができることを示す。

**表4　香気成分閾値**

| 成分 | 閾値（ppb,v/v） |
|---|---|
| エタノール | 520 |
| リモネン | 38 |
| イソ吉草酸 | 0.078 |
| p‐クレゾール | 0.054 |

出典：『日本環境衛生センター所報』1990、No.17、p.79より抜粋。

表4にはいくつかの香気成分の検知閾値を示した。リモネンは柑橘類の皮を絞った精油にもっとも多く含まれる成分である。イソ吉草酸は発酵食品など、p‐クレゾールは燻製製品やコーヒーなどに含まれる。このデータからp‐クレゾールはエタノールに比較し、約一万倍匂いが強いとの計算となる。たとえば、香気成分全体のうちエタノールが一〇％含まれていても、同時にp‐クレゾールが〇・〇一％含まれていれば、p‐クレゾールによる香気の効果がより大きいと予想さ

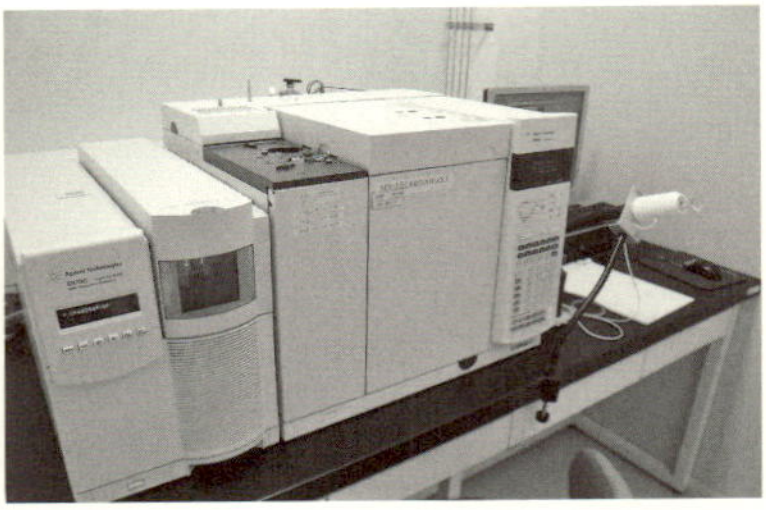

**写真1**　「ガスクロマトグラフ匂い嗅ぎ」の装置全体

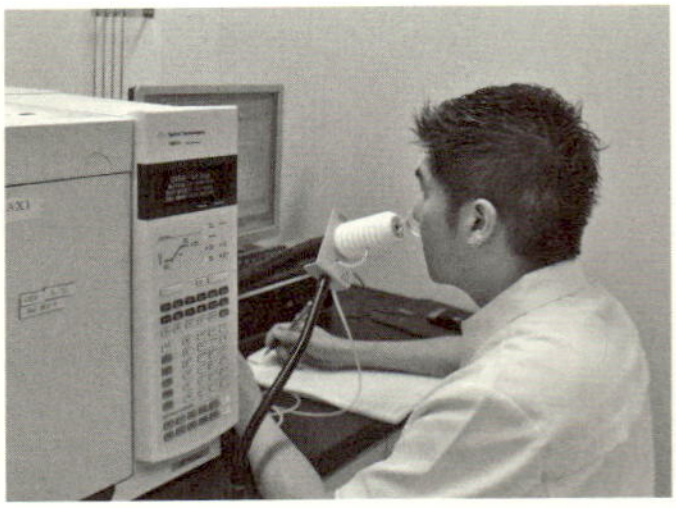

**写真2**　匂い嗅ぎポート
白い部分からガスクロマトグラフで分離した香気成分が排出される。

れるだろう。

では、どのように絞りこむのか。ガスクロマトグラフで分離した香気成分を人間の鼻で直接嗅ぐ方法である。これを「ガスクロマトグラフ匂い嗅ぎ」とよぶ。写真1、2は装置全体とガスクロマトグラフで分離した成分を人間が鼻で嗅げるように設定されたポートである。ここで「どのタイミングで、どのような匂いが嗅げたか」を把握する。把握された成分は前述の質量分析計によって測定され、成分が特定されるシステムとなっている。つまり、人間の鼻を検出器とすることで機器分析と人間の官能を融合させたシステムといえる。このシステムを用い、分析者とフレーバリストが匂い嗅ぎを行うことで、フレーバーを創るにあたり必要な重要香気成分の絞りこみを行っている。

## (4) 不明成分推定と同定

絞りこみを行う際、ピークが検出されてもこれまでにデータベース化されていない不明成分や、ピークがない箇所でも強い匂いが嗅げることがある。ピークがないということは、機械の検出限界を下回った存在量しかないことを表しており、機械よりも人間の鼻のほうが敏感な成分であることを示している。この場合は強い匂いが嗅げた箇所を機械の検出感度以上へ濃縮することで分析データを得る。このデータから不明成分の化学構造を推定し、その成分を実際に化学合成することで検証および同定を行う。

この不明成分を推定・同定するステップは非常に困難であり、複数の高度な技術が要求される。一つの不明成分が同定されるのに年単位の時間がかかることも珍しくない。鰹節から発見されたＴＤＤという重要香気成分は、鰹節一 $t$ 中にわずか〇・〇七 $mg$ ほどしか含まれていない。このような少量の成分を同定することがいかに困難かおわかりいただけるかと思う。同時に、これほど微量でも人間の嗅覚は感知できるくらい鋭敏であることの例ともいえる。

このようにして新たに明らかにされた香気成分は、食品衛生法や各国法規・基準に基づき安全性等が審査され、使用許可を得ることで会社独自の香気成分としてフレーバー調香に応用される。分析・合成・調香の技術が三位一体となって組み合わさることで、一段と質の高い独自のフレーバーが実現できることを示しており、それが香料会社の技術として蓄積されていくのである。

## 7　おわりに

フレーバーはこれまで長い間にわたり幅広い用途で使用され、われわれの食生活においしさ・

楽しさ・驚きを提供してきた。今後もフレーバーの活用範囲は拡大していくと予想され、より一層のクオリティを追い求めるための技術開発は必須である。フレーバーは飲食品の原料表示のなかでは「香料」の二文字と目立たない存在であるが、縁の下の力持ちである。フレーバーはさまざまな技術を駆使して開発されていることを理解していただければ幸いである。フレーバーを創る者としてこれからも人びとの食生活に積極的に貢献し、日常生活の質が向上することへの一助となりたい。

**〈参考資料〉**



長谷川香料（株）二〇一三『香料の科学』講談社。

ライト、ジョン（藤森嶺・和智進一・寺本明子・相根義昌訳）二〇一四『フレーバー・クリエーション』講談社。

相良嘉美　二〇一五『香料商が語る東西香り秘話』（ヤマケイ新書）山と溪谷社。

中村祥二　二〇〇八『調香師の手帖《ノオト》――香りの世界をさぐる』（朝日文庫）朝日新聞出版。

『日本香料工業会会報』No.503(2013)p.30, No.515(2014)p.26, No.527(2015)p.26, No.539(2016)p.22, No.551(2017)p.38.

Leffingwell & Associates 発表資料。

『日本香料協会会誌』No.212(2001)pp.37–47, No.213(2002)pp.51–59.

『日本環境衛生センター所報』No.17(1990)., pp.77–89.

# 第2章　嫌われる風味がしない野菜をつくる

森光康次郎　Morimitsu Yasujiro
食品化学

## 1　はじめに

味や匂いの嗜好性（好き嫌い）には個人差がある。すべてのヒトが必ず好む食品の風味づけは意外と難しい。時代とともにヒトの嗜好性は変化しているため、世代を超えたヒット食品は、たいへんな発明品だと個人的には考えている。一方、同一民族において嫌われる風味をつけることは意外と簡単なようである。それは、自分が嫌いな匂いは他人も嫌いであることを意味している。

二〇一七年に、「スメハラ（スメルハラスメント）」なる言葉が世の話題となった。奇妙なことに、きつい体臭のようなこれまで嫌われてきた匂いだけでなく、洗剤や柔軟剤の匂い、電車内でのフライドポテトの匂いなど、本来、心地よいとか、おいしいという匂いがスメハラの対象となった。「程度の違い」とか「感受性の違い」と一言で片づけるには、なかなか理解が難しい「匂いの時代」に突入している感がある。

一方、味については果物や一部の野菜において「高糖度ブーム」が続いており、糖度が高く甘い品種が大人にも子どもにも好まれている。たしかに、甘い果物はおいしい。でも、さまざまな味がしておいしさを醸し出す野菜や果物が、単に甘ければ好まれるというのは悲しい傾向ととらえるべきなのか。

筆者は、これまで食品の生理機能性成分について研究してきた。育種研究者と交わるなかで、ふと「食品のおいしさを楽しんだうえで（ついでに）生理機能を期待する」というスタンスのほうが、野菜や果物の研究には適しているのではないかと考えるようになった。その理由は、特定の食品だけで長寿を約束し、健康年齢を維持することは難しいからである。そのかわり食べ物がおいしければ、健康効果がほとんどなくとも消費者は笑顔でいられることが多い。

この章では、嫌われている（または嗜好性が変化した）風味の解明や対策から端を発した、新たな二つの野菜開発例を示す。その二つとは、ピーマンとダイコンである。生のピーマンは苦味のために子どもが嫌い、ダイコンの加工品（たくあん漬など）はくさいからと消費が減っている可能性があった。そこで、嫌われる風味がしない（少ない）野菜の新品種開発から、ダイコンについては実際の加工品を試作して評価も行った。

## 2　ピーマンの苦味を起点とした味と匂いの相互作用

### （1）ピーマンはなぜ苦いのか

生のピーマンをしっかり鼻をつまんで食べると、苦味を感じない。むしろ、ピーマンの弱い甘味と、わずかなえぐ味を感じるはずである。次に、鼻をつまんだ手を静かに離してみると、口から鼻にまで一気にピーマンの苦味が走る。つまり、生のピーマンを食べると、特徴的なピーマンの匂いとわずかなえぐ味を同時に感じて、脳内で「ピーマンの苦味だ！」として初めて認知することができる。すなわち、味と匂いの相互作用であった。

この発見の発端は種苗会社との共同研究であり、苦味の少ない新種のピーマン（こどもピーマン「ピー太郎」）が二〇一〇年より市販された。ゴーヤやコーヒーの苦味成分と異なり、研究開始時にピーマンの苦味物質は報告されていなかった。この研究の結果として、ピーマンの特徴的な匂い（2-isobutyl-3-methoxy-pyradine などのピラジン類：金属的な青臭さ、ピーマン臭）と弱いえぐ味を感じるクエルシトリン（quercetin-3-rhamnoside、フラボノイド配糖体：野菜や果物の一般的な微量成分）の同時認知により、ヒトはピーマンの苦味を認識していることがわかった（図1）。

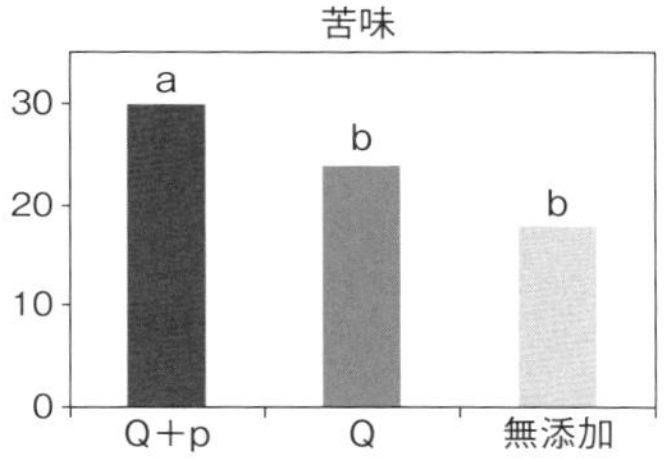


**図1**　水溶液中で再現したピーマンの味と匂い成分による「苦味」認知
ピーマンと同程度のクエルシトリン、ピラジン類を水溶液に加え、官能評価した（縦軸は評価スコアの合計点）。アルファベット（a、b）の違いは有意差あり（P<0.05）。味と匂いの成分が双方そろって、ピーマンの苦味が再現できた（Q+p）。

図1にあるように、ピーマンをまったく

使わず、ピーマンの匂い成分とわずかなえぐ味成分を水に加えて官能評価を行った。味と匂い成分が両方そろったところで、ピーマンの苦味が再現できた。匂いのみ、味のみではまったくピーマンの苦味にならなかった。また、前述の「こどもピーマン」がなぜ苦くなかったのかというと、一般的なピーマンに比べ、わずかなえぐ味であるクエルシトリンの含量がきわめて少ないため、苦味を感じにくかったということもわかった。

### （2）ピーマンの嗜好性を再考する

日本の子どもは、つねにピーマンを嫌いな野菜とする割合が大きい。種苗会社による「好きな野菜嫌いな野菜調査（二〇一八年）」でも、他の食品会社調査でも、調査開始時（K社：二〇〇五年、T社：二〇一六年）よりつねに嫌いな野菜の上位五位以内に位置している。ピーマンを生食する中国などアジア圏では同一傾向がみられる。一方で、イタリアやスペイン、トルコなどではピーマンがつねに子どもの大好きな野菜の上位である。

その理由は明快で、ふだん食べている料理の調理法や食習慣が大きく関与している。つまり、イタリアなどではピザや煮こみ料理によってピーマンの特徴的な匂いが飛んでしまい、苦味は感じなくなっていたのである。日本では、子どもの頃およそ二割が嫌いでも、大人になってからピーマンが好きになる割合が、そのうちの三割程度はいる。それは、中華料理のチンジャオロースーやピーマンの肉詰めがおいしく、食経験の蓄積によって生のピーマンが苦くとも食べられるようになった、と理解されている。そう考えると、子どもが最初に食べるピーマン料理としては、十分加熱したものがよいのかもしれない。

ただ、食の嗜好性は年齢＝食経験からも変化することが知られている。たとえば、三歳から五歳までの食嗜好が変化（変容）することは、栄養教育学の分野でよく知られている。何でも「イヤイヤ」をするような年齢での食べ物の好き嫌いは、心配する必要がないということである。トマトやスイカ、イチゴといった赤い野菜や果物は、甘さのなかの青くさい匂いが気になる子どもで嫌う傾向がある。しかし、キュウリやホウレン草のような青もの野菜の食経験につれ、嫌いだったはずのトマトやイチゴを食べ、むしろ好きになっていく割合が増えていく。つまり、子どもが特定の野菜や果物を嫌っていても、たいていの場合は放っておけばいいというわけである。

そういう意味だったのか、「こどもピーマン」の開発を教育系研究者に怒られたことがある。大人になったら食べられるようになるのだから、「こどもピーマン」を作出するなんて「子どもを甘やかしすぎだ！」と。しかし、ピーマンを嫌いなままの大人がかなり多いことから、安価で現在ではハウス栽培により端境期が少ない経済的な野菜（ピーマン）を、「食べないのはもったいない！」と答えている。それゆえ、子どもの頃から嫌いにならない野菜を一つでも多くすることは、間違った研究の方向性ではないと信じている。

実際に、小学校の給食で苦味の少ない「こどもピーマン」と従来ピーマンを同じメニュー（野菜サラダ）で提供し、残食調査を行った。その結果、「こどもピーマン」の野菜サラダは、残食量が少ない傾向となった。なかには、食が細くピーマンが嫌いだった子どもが、初めてピーマンを完食したという例もあった。

## （3）苦いピーマンを食べる理由とは

ピーマンはナス科トウガラシ属の野菜である。ピーマンのような果実部を食する野菜（果菜ともいう）では、「未熟な状態」で食べるものが多い。果肉とタネが柔らかい未熟なうちに食べたほうがおいしいのは、ナス同様当然である。じつは、この未熟果であることが、クエルシトリンのような単純なフラボノイド配糖体の含量割合を大きくして、ピーマンのわずかなえぐ味を感じることにつながっていたとわかった。青ピーマンが完熟すると赤ピーマンになる。青ピーマンから赤ピーマンに完熟するまでには、最低でも三週間の生育期間が必要である。さらに、パプリカのような大型品種では、水分量が多く、完熟までに四〜六週間余分に生育期間がかかる。

青ピーマンと赤ピーマンの成分的な違いは、まず糖度（糖含量）が赤ピーマンで高まり甘くなる。さらに、ピーマン一個あたりの匂いや味成分の総量が、赤ピーマンで数十倍程度まで増える。赤ピーマンからフルーティーな匂いを感じるのは、完熟により果物様の匂い成分（エステル類）が作られたからである。同様に、わずかなえぐ味を感じたクエルシトリンの相対含量が大きく減り、代わりに糖が複雑に結合した配糖体（無味）へ変化してしまう。

ただし、青ピーマンにもあるピラジン類（匂い）やクエルシトリン（味）は、赤ピーマンにも同程度含まれている。しかし、糖度の上昇により苦味は感じにくくなり、より感じやすいフルーティーな匂いが赤ピーマンの嗜好性に大きく影響することとなる。よって、成分総量が少なく、ピラジン類（匂い）やクエルシトリン（味）が他の成分に邪魔されることなく感じられたのが、未熟な青ピーマンであった。

完熟による虫害や育成ロスを避け、タネが気にならないうちに食べているシシトウのように、ピーマンの苦味に「味と匂い」が大きく影響することが理解できたことは、新たなピーマンの作出につながる可能性を秘めている。たとえば、ニーズの有無は考えないとして、「強烈に苦いピーマン」ができたら面白いかもしれない。それは、肝臓で脂肪の分解酵素活性を高めるという特定保健用食品（トクホ）を取得した売れ筋の茶飲料に、イソクエルシトリン（クエルシトリンの糖部分が異なる類縁配糖体）を配合したものがあるからだ。ピーマンのような未熟な果菜には、イソクエルシトリンもクエルシトリンと同程度含まれている。このような生理機能性について、培養細胞レベルではクエルシトリンもイソクエルシトリンと同程度の効果を示したことを筆者らは確認している。

ヒトが未熟な果菜や葉菜を食べるのは、もちろん、「おいしさ・食べやすさ・栽培しやすさ」に直結しているのは間違いない。ただ、「苦いのに食べたい」という動機のなかに、やみつきとは異なる「体が自然と欲する」という未解明な部分があるのかもしれない。過去の食経験のなかで、苦味のせいで味覚や嗅覚からメリットを感じる可能性は低い。ならば、体のどこか（臓器？

脳？）からの要求により、苦いピーマンを食べていると考えてみたくなった。

たとえば、医学的な証明は不十分だが、過去の本フォーラム34『人間と作物』の中に、ヒトが苦いトコロを食するのは、「便秘」に効くという自覚作用があったからではないかと考察されている。また、アクと苦味が強い春の山菜をヒトが食べるのは、常食しても毒性がない「薬用起源の植物」であったからと考えられている。食べられる程度の「苦味」に、なぜかヒトは引きつけられているのかもしれない。

## 3　黄変せず臭《にお》いの少ない加工用ダイコンの開発

### (1) たくあん漬と嫌われる臭いの関係

日本におけるダイコンの生産量は、最盛期の五割～六割程度まで落ちこんでいる。その原因の一つとして、ダイコンの主要加工品である「たくあん漬」などの消費量の減少がある。さらに安価な海外産の加工原料に依存する割合が大きくなっていることも原因の一つである。たくあん漬の需要減少には、一般消費者の嗜好性の変化が大きく関与している。黄色4号のような食品添加物の使用、保存中やレンジ加熱後（弁当など）に発生する硫黄臭（たくあん臭、漬物臭、おなら臭）が、若年層で敬遠されている。切ったたくあん漬を冷蔵庫に保管する時、ラップ程度で覆ったくらいでは、すぐに冷蔵庫内にたくあん臭が充満してしまうことは誰もが経験しているのではないだろうか。

日本における漬物の需要減は、たくあん漬に限った話ではない。ぬか漬に代表される「発酵臭」の強い漬物が敬遠された。そして、塩押しした野菜を調味液に漬けた「浅漬けタイプ」の漬物が好まれた。また日本では、発酵が弱く辛味調味液を和えただけのキムチが、平成初期にブームとなった。しかし、そのキムチも今は消費が大きく減少している。

一方で、ぬかみそのような発酵食品がからだによいというブームもあり、ぬか漬の消費だけがわずかに上昇している。ここで感じるぬか漬の弱い発酵臭は、若者にも好まれているようだ。同じく、ぬかを使ったたくあん漬には、数年漬けた古漬けもある。ぬか漬による強い発酵臭は、一年以上の漬け期間を経ないと感じられないが、若者には嫌われる傾向がある。しかし、ぬかで漬けようが、塩押し後に調味液に漬けようが、漬け期間にかかわらずダイコンだけは「硫黄臭」が必ず生成してしまう。それは、ダイコンという原料そのものから「硫黄臭」が生成するためで、ナスやキュウリからは生成しない。ダイコンの「硫黄臭」は、ぬか漬で感じる「発酵臭」とは異なるものである。

じつは、たくあん漬といえば、簡単なおむすびだけの昼飯に合う漬物（副食）として、以前なら梅干しと並んで双璧であった。現在では、フレッシュ感のある浅漬けが人気となり、より白い食べ物または自然の色を好む傾向がある。さらに、昔の市販の弁当には黄色いたくあん漬が必ずと言っていいほど入っていたが、電子レンジで当たり前のように弁当を加温する時代になってから、たくあん漬はすっかり敬遠されてしまった。ふたを開けたとたんに、おならをしてもいないのに、したような目に晒されるのが嫌だというクレームが多かったと聞く。
ただ、この嫌われてしまったたくあん臭は、「たくあん漬のおいしさ」に必要な匂いでもある。たくあん臭は、江戸時代から昭和まではおいしく好ましい「匂い」であった。現在では、硫黄やおならを感じる「臭《にお》い」の部類に位置づける若い年代層が増えてしまった（筆者らの消費者調査結果より）。

### （2）黄変せず硫黄臭がしないダイコンの創出と加工品での実証

この研究の発端は、日本人の嗜好や加工業務ニーズに合った「加工・保存・流通・販売時に黄変せず硫黄臭が発生しないダイコン」の加工製造法、もしくは素材開発であった。農研機構（農業・食品産業技術総合研究機構）の石田正彦博士をプロジェクト代表とする産官学共同研究の成果として、二〇一二年、加工後の黄変やたくあん臭（硫黄臭）の発生がない新たな育種素材「だいこん中間母本農5号」の育成に成功した。さらに、二〇一六年より漬物用途の「悠白《ゆうはく》」と、おろしや惣菜などの加工用途に「サラホワイト」という新たな品種育成と種子販売（農研機構：渡辺農事）まで進めることができた（写真1）。

ダイコン加工後のたくあん臭（硫黄臭）の正体は、化学的にはジメチルジスルフィド（漬物臭）やメタンチオール（温泉臭、腐卵臭）といった硫黄を含む化合物である。どちらの化学物質も事業者が下水や排水へ一定濃度以上流してしまうと、公害として罰せられる物質でもある（つまり、濃度によっては大変臭い成分である）。

さらに、たくあん漬が黄色くなるメカニズムは、宇都宮大学の前田安彦名誉教授、宇田靖名誉教授らの研究成果により明らかとなっている。たくあん漬やおろし加工後の黄変は、硫黄臭の生成と同一反応により生成している。すなわち、臭うたくあん漬は黄色くなるのである（図2：左）。

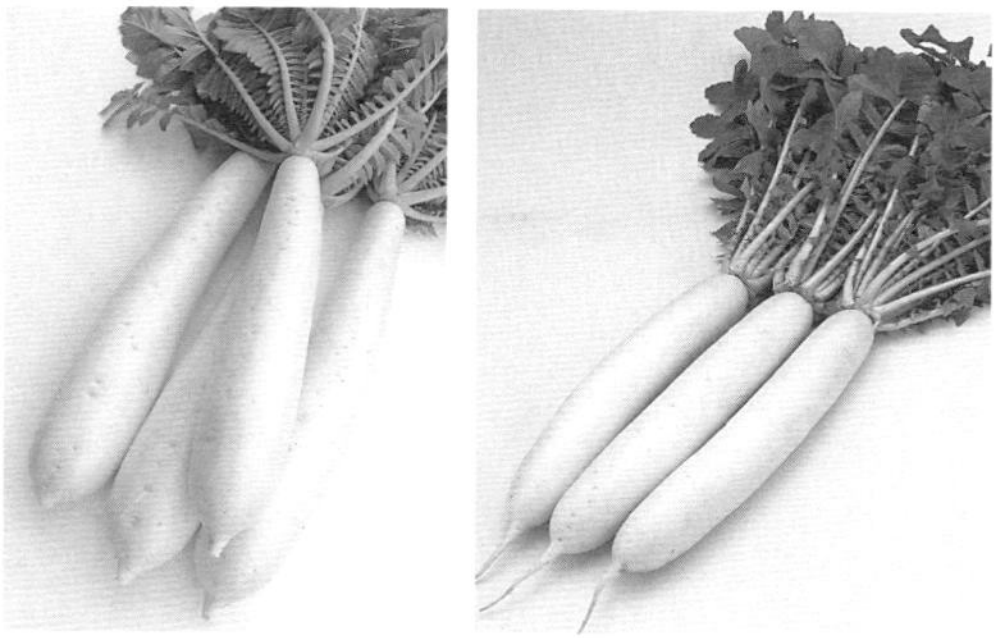

悠白（ゆうはく）
［漬物などの用途］

サラホワイト
［おろし、惣菜などの用途］

**写真1**　加工時に黄変せず臭いの少ないダイコン

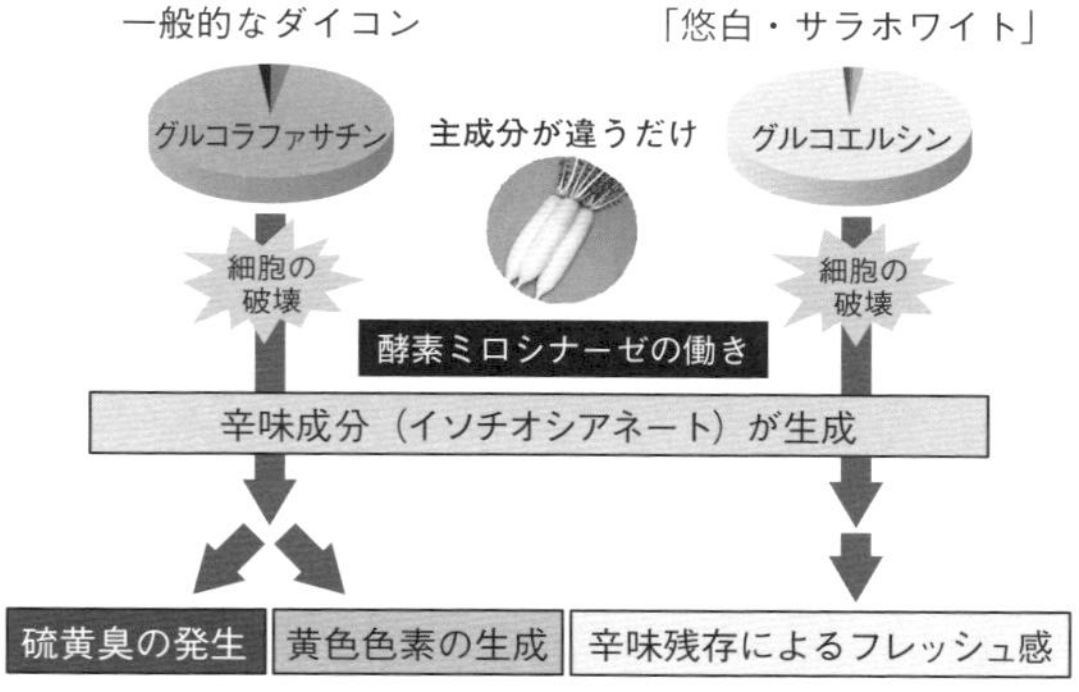


**図2**　ダイコン加工時の黄変と硫黄臭の発生メカニズム

ダイコンをおろすと辛い。細胞が壊れることでこの辛味成分（イソチオシアネート）が生成し、黄変と硫黄臭の生成反応がスタートする。ただ、この黄変は、蛍光灯下の冷蔵条件でも退色と生成を繰り返すため、加工品に色むらが生じやすく製品のクレーム原因となっていた。このため、たくあん漬では着色料が使用されている。

また、業務用大根おろしや切り干し大根などの加工品でも、じつは長期の冷蔵または冷凍保存中に黄変や硫黄臭の発生が問題となっていた。

この問題を解決するために、最初は酢を利用するなど加工法の改良にも同時に着手したが、使える技術にはまったく到達しなかった。そこで、成分組成が異なる新たな加工業務用ダイコンの育種を実施しないかぎり、この黄変と硫黄臭抑制の問題を解決することはできないと考え、前述の農水省委託プロジェクトを中心に、成分育種研究に着手した。ヒントは、同じ漬物であっても、カブの漬物（例：千枚漬）は黄変しないという事実であった。ダイコンとカブの違いは、その成分組成（主成分）にある。ダイコンには、グルコラファサチンという主成分が水分を除く九〇％以上も含まれるのに、カブにはグルコラファサチンがまったく含まれていない。もし、グルコラファサチンを含有しないダイコンを作出できれば、本課題は解決できると想定した。

われわれは六三〇品種に及ぶダイコンの種子をジーンバンク（種を保存する機関）から入手し、カイワレダイコンにして成分組成を調べた。最初の六〇〇品種まではまったく主成分の異なるダイコンが見つからなかった。そんな折、加工品のクレーム処理に関する問い合わせから、日本の地方品種「西町理想」の集団内に、グルコラファサチンを含有せず通常ではほとんど含まれないグルコエルシンを主含有する個体を見つけることができた。グルコエルシンが主成分となっている変異体を見出した後、最終的に「だいこん中間母本農5号」を育成した（品種登録：第二七〇〇〇号、二〇一二年八月二一日）。

この農5号を用いて試験的に加工品を製造したところ、想定どおりたくあん漬やおろしで黄変と硫黄臭が発生しなかった。つまり、主成分が異なるダイコンを創出することにより、従来のダイコン加工品と変わらぬ製法（工程）で、目的とした「加工・保存・流通・販売時に黄変せず硫黄臭を発生しないダイコン」を素材レベルで作出できたわけである（図2：右）。

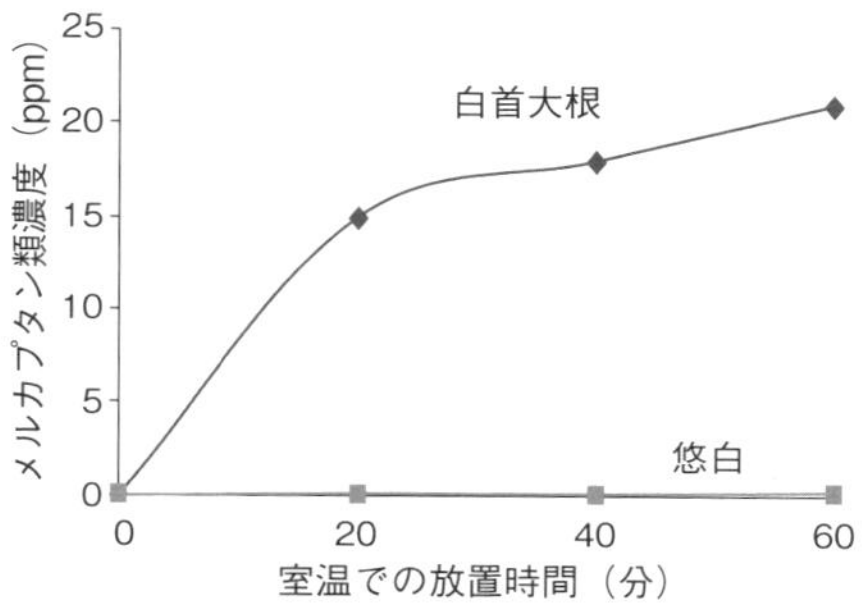


**図3**　製造後1年目のたくあん漬から発生した硫黄臭

その後の農水省委託プロジェクトの成果（二〇一七年度に終了）として、漬物用途の「悠白」と、おろし・惣菜加工用途の「サラホワイト」という二品種の種子を市販レベルまで進めることができた。さらに、ダイコン主産地の生産者と加工品実需者により「悠白」や「サラホワイト」が原料ダイコンとして育てられ、実際に黄変せず硫黄臭が発生しない加工品の実効性試験と商品試作を行った。たくあん漬において、一年に及ぶ樽漬の冷蔵保存でも「悠白」ではまったく黄変が生じなかった。さらには、一年後のたくあん漬において、硫黄臭（メチルメルカプタン）の発生を抑えることができた（図3）。ちなみに、このたくあん漬を弁当箱のご飯に添えてふたをし、電子レンジで加温（五〇〇W、一分三〇秒）しても硫黄臭は発生しなかった。サラホワイトを使ったおろしや惣菜、ドレッシングでも、同様に黄変も硫黄臭も生成しない加工品ができた。

実需者により加工品（試作品）が製造され、いくつかの試験販売などが行われた。漬物や惣菜に関して、新しいダイコンを使うと優位な点が明らかになるのと同時に、不都合な点も顕在化させることができた。ダイコン加工品の黄変や硫黄臭生成の反応は、ダイコンの辛味成分（イソチオシアネート）から反応がスタートすると前述したが、「悠白」や「サラホワイト」の辛味成分が従来のダイコンに比べて安定なため、加工品に多く残る（二〇倍～三〇倍の濃度）ことが明らかとなった。これは、おろしにとっては大変優位な点であるが、たくあん漬における辛味はクレームとなる可能性があった。

## (3) ダイコン主成分の変化と食文化に関する考察

ダイコンの主成分を変えてしまうことに関して、食経験がないことに対する安全性を心配する必要があった。ただし、グルコエルシンという主成分は、ルッコラや他のアブラナ科野菜にも含まれている成分である。それゆえ、世界的には食経験が十分な成分であった。それでも、動物実験による吸収・代謝物実験などから従来ダイコンとなんら変わらず安全であることを明らかにしている。

それよりも、新しいダイコンの遺伝子解析が終了した段階で、筆者ら共同研究グループを驚かせた結果がある。それは、ダイコンにはそもそもグルコラファサチンでもグルコエルシンでも生合成できる能力のあることが明らかとなった点である。詳細に組成成分を調べてみると、新しいダイコン二品種には従来ダイコンと同じグルコラファサチンが数％程度含まれており、また従来ダイコンにはグルコエルシンが一％未満含まれていた（図４）。

ジーンバンクの種子のなかで、古い時代に使われていた種を調べると、その組成の混合比率が一〇％を超えるものも出てきた。きっと、江戸時代初期にまで遡ることができたら、もっと混合比の大きなダイコンが育成されていた可能性があると予想された。実際、新しいダイコンを作出する段階では、混合比率の高いダイコンができている。

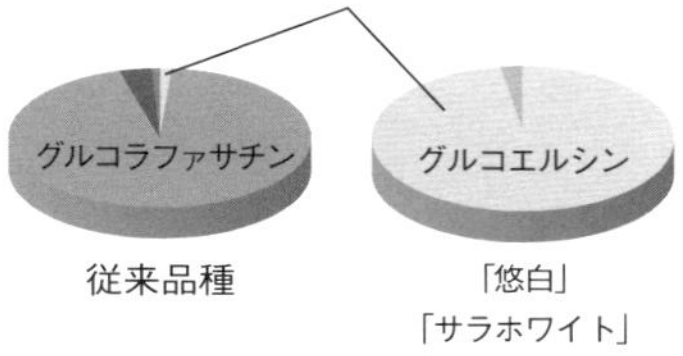


**図４**　ダイコン成分組成の比較
従来の一般的なダイコンにも、グルコエルシンが含まれていた。

ではなぜ、日本のダイコンはグルコラファサチンが主成分になってしまったのだろうか。それは、たくあん漬の辛味が少なく好ましい匂いがもたらしたヒトの「おいしいものへの貪欲な欲求」の結果であるとも考察できよう。たくあん漬のルーツは古いが、関東および東北にまで拡大したのは、おもに江戸時代である。当時の少ないおかずには、食欲をそそる匂いの強いものも少ない（比較的薄味）と考えられる。そのなかで、たくあん漬の硫黄臭はきわめておいしさを醸し出す匂いだったのではなかろうか。

たとえば、隣のダイコン農家がたまたまうまいたくあん漬を作ったら、誰もがその種を欲しがり、また、より強い硫黄臭や食欲をそそる黄変をしたたくあん漬を作る。この繰り返しが、じつをいうと現在のダイコンの主成分の割合が高くなる（グルコラファサチンが九〇％以上）、自然選抜を行ったことに等しかったのではないか。

比較的遠くない江戸時代から、脈々とダイコンの主成分をそろえてしまったたくあん漬という加工食品。匂いに対して敏感に反応しながら、加工原料すら変えていった日本というのは、とても面白い食文化をもつ国と思った次第である。

## 4　おわりに

苦味の少ないピーマンの段落でも書いたとおり、「なんで野菜を勝手に変えてしまうのか？食文化的に、あなたは変なことをやっている！」と言われるケースが実際にある。そんな時はついつい、「すみません、あなたはいったい何年生きていますか」と尋ねたくなってしまう。じつは、現在の日本の野菜の大半が、戦後に普及しているものなのである。明治維新からタマネギなどの洋野菜が一気に増え、メロンなどの果物は戦後である。米ですら、コシヒカリ系統が現在は主流であると理解したほうが正しい。つねに新しい品種が出現し、変遷を繰り返している。

まずは、新しい野菜や果物が「食材の選択肢」として浮上することが大事で、そのなかの一部が新しい食文化の創成につながっていけばよいと考えている。たしかに、嫌な風味がしない野菜の是非は、慎重に考えなければならない。「匂いが消えていくこと」が正しい選択かどうかは、三省する必要がある。

以上のように、二つの新しい野菜開発とその応用研究のなかで、風味において「匂い」がもたらしてきた影響力はきわめて大きいことがわかった。とかく、生理機能に走りがちな食品研究の昨今、成分研究と食味や官能評価研究という「おいしさの基本」が、育種研究やゲノム研究と融合することにより、世界初の新野菜を生み出すにいたった。これは、ピーマンやダイコンに限らず、すべての野菜や果物に対しても応用可能な非常に単純な手法であると考える。今後、消費者ニーズに応える新たな研究開発のなかに、風味を科学的に理解し応用した素材や加工、さらには新たな食文化の創造が大きなウェイトを占めていくだろう。

まず「おいしさ（二次機能）」から。そして、「健康（三次機能）」へ。

**《参考文献》**


青葉高　二〇一三『日本の野菜文化史事典』八坂書房。

石田正彦・森光康次郎　二〇一三「4-メチルチオ-3-ブテニルグルコシノレート欠失性ダイコン加工品におけるグルコシノレート分解物の化学的変化」『におい・かおり環境学会誌』四四巻、五号、三〇七-三一四頁。

野本寛一　二〇一六「採集根茎——トコロの民俗」江頭宏昌編『人間と作物——採集から栽培へ』（食の文化フォーラム34）ドメス出版、九〇-一〇九頁。

前田安彦・小沢好夫・宇田靖　一九七九「アブラナ科植物の生鮮物および塩漬の揮発性イソチオシアナートについて」『日本農芸化学会誌』五三巻、八号、二六一－二六八頁。
前田安彦　二〇〇二『漬物学――その化学と製造技術』幸書房。
森光康次郎　二〇一四「野菜の色や匂い――最新研究」『子供の科学』七七巻、六号、二二－二五頁、誠文堂新光社。
Ishida, M., M. Hara, N. Fukino, T. Kakizaki and Y. Morimitsu 2014 Glucosinolate metabolism, functionality and breeding for the improvement of Brassicaceae vegetables, *Breeding Sci.*, 64(1): 48-59.

総括

# 「匂いの時代」とは

伏木 亨
Fushiki Tohru
食品栄養化学

## 1 匂いの性質——匂いには基本臭がない

匂いが味ともっとも大きく違う点は、基本臭という概念がないことである。絵具に赤・青・黄色の三つの基本色が、光には赤・青・緑の基本色があり、すべての色がそれらの混合で作り出せるように、味覚には五つの基本味があり、五種類の基本味の組み合わせでほとんどの味が人工的にできあがる。一方、匂いには基本味に相当する基本臭は確定できない。膨大な種類の匂い物質が天然に存在し、独立した匂いを形成している。

膨大な種類の匂いを個別に識別するために、匂いの受容には味と異なるしくみがある。味覚では基本味とそれぞれの味覚受容体との間には一対一の対応がある。しかし、匂いの成分とその受容体は一対一の対応をしていない。だいたい匂い成分一が六から八種類くらいの受容体に結合する。この受容体の結合パターンが脳に送られ、脳が匂いを特定している。人間の鼻粘膜上皮には四〇〇種類もの受容体があり、ここから六〜八個を選ぶ組み合わせのパターンはほとんど無数にある。

## 2　匂い同士は単純な足し算ができない

匂いには味覚とは違った現象が多くみられる。味覚では、たとえば甘い味と酸っぱい味を足すと脳の中で甘酸っぱい味の感覚が生まれる。比較的単純な足し算が可能である。しかし、二つの異なる匂いを足すと、それぞれの成分に対応する六〜八個の関連受容体同士の重複が一部に生じるので、単純な足し算とは異なる新しい匂いが生じてしまう。

また、匂い分子の濃度が低下すると結合する受容体からの脱落が部分的に起こり、匂いの質が変化することも明らかになっている、濃度によって匂いが違ってくるのである。たとえば東原ら［二〇一三］によると、カメムシの匂い成分であるヘプタナールは一％の高濃度ではまさにカメムシの匂いを想起させるが、濃度が〇・一％に薄められると濃い葉っぱの匂いになり、濃度の低下によってさらにペンキや絵の具のような匂い、さらに〇・〇〇一％まで薄められると少し酸化したナッツの香りにまで変化するという。結合の弱い受容体の寄与が濃度低下で脱落してパターンが変わるものと思われる。

このようなパターンの競合や変化は、思わぬ消臭効果や、予想外の香りを生むことがあり、ワインと料理のマリアージュや香水と体臭のマッチングなどには、予期しないパターンの変化も含まれている。

受容体の特異性が完全には整理できていない現状では、このような匂いの足し算や濃度の違いによる匂いの変化は予測が困難であり、匂いを思うとおりに調合することは非常に難しい。今後、すべての匂い受容体の特異性が明らかになれば、高速処理が可能なコンピュータの助けによって匂いの自在な調合ができる可能性はあるが、その道のりはまだ遠いと言わざるをえない。

## 3　匂いの認識と表現

東原報告にあるように、匂いは鼻の粘膜表面にある受容体で受容されるが、鼻先からクンクン嗅げる揮発性の分子の匂いをキャッチするオルソネーザル（Orthonasal）と、口の中に入った食物の揮発成分が口の奥から鼻に抜ける時に鼻の奥で感じるレトロネーザル（Retronasal）という二つの受容経路があることが明らかにされている。嗅ぐ行為と味わう行為という二つの匂い受容が鼻の入り口近くと奥に分かれている。後者はしばしば味と区別できないことがあり、風味あるいはフレーバーとよばれ、食品開発の鍵ともなっている。風味に対して味覚がどのように絡んでいるのかについてはまだ議論のあるところであり、明確な説明はなされていない。ちなみに前者はフレグランスとよばれ、香水の開発などのターゲットとなっている。

匂いは多種類の受容体を動員して認識されるためきわめて解像度が高い。わずかの種類のセンサーしかもたない味覚の識別と比較するとその違いは歴然である。五色のクレヨンと一〇〇〇色のクレヨンで描いた絵ほどに違いは大きい。

一方で、前述のように、匂いには基本臭がないため、無数にある匂いの成分の一つ一つや、複合した匂いに言語を振り当てることが困難である。

たとえばワインのソムリエなどは、ワインに含まれる特徴的な匂いに独自の言語的な、ときには文学的な表現を与え、匂いと同時に記憶することで同業者や仲間内のコミュニケーションをとっている。湿った木、馬小屋、ベニヤ板、腐った野菜、足の裏の匂い、使い古した食用油、せっけん、甘いガムの香り、大根の煮物、すえたビール、入浴剤、消毒、おなら、パーマ液、タンスの中、枯葉、材木、おがくず［東原ら 二〇一三］など表現は多彩である。

言語を介さない匂い成分の記憶は、逆に情動や感情に直接結びついている。マドレーヌ

### いわゆるマドレーヌ効果（プルースト効果）

マルセル・プルーストの長編小説『失われた時を求めて』の中に、匂いの体験と過去の記憶とのつながりを思わせる有名な記述がある。裕福な家庭の一人息子である「私」が、母親の勧めてくれた熱い紅茶にマドレーヌを浸し、スプーンで口に運んだとき突然、幼少時に暮らしていたコンブレーの町の記憶が鮮やかによみがえったというエピソードであるとされる。専門の研究者によっては小説中の記述をやや単純化して切り取っているという意見もあるが、著者の意図はともかく、このような現象はマドレーヌ効果とよばれ、日常的に体験する現象として一般に定着している。北海道医療大学の鈴木らの報告では、二七六名の学生を対象とした調査研究を行い、二七六名中一七三名が同様の体験

効果とよばれるような匂いの記憶が、過去の経験や感情を想起させる手がかりとなるのはそのためである。國枝ら［二〇〇五］は、匂いを嗅ぎながらの言語習得実験で、匂いを嗅ぐことによって記憶の正確性が増し、学習の飽きも低減されることを示唆している。

複雑な香りの集合を言葉で表現することは難しいが、色で表現して伝達する試みもなされている。妹尾ら［二〇〇八］や野尻［二〇一八］は、それぞれ一八九色、三八色の色票を用いて、香りの特徴を色票の組み合わせで表現する研究を行い、言語以上に有用であることを示唆している。香りと色はイメージを共有しているといえる。

## 4　主要食材の匂い成分解析の進歩

一個の食材には匂い成分が強弱合わせると数百種類も含まれる。未知の化合物も含まれており、すべての成分を明らかにすることは不可能であるが、その主要成分を解析する技術は著しく進歩している。揮発成分を分離するガスクロマトグラフィーの発達と機器の排ガスの出口に人間

があると答えたとしている［鈴木ら二〇一三］。

匂いの受容信号は鼻の粘膜から嗅球をへて直接的に感覚統合の中枢に投射されるため、情動体験をともなって原型をとどめながら長期間にわたりブレないで記憶される。匂いの記憶がブレないことは、匂いが環境の変化や敵の到来などを迅速にキャッチする防御的機能を担うのに好都合である。

の鼻を近づけて重要度を識別するという、機械と人間の得意な機能をハイブリッド化した装置などが開発されて、感覚をとり入れた匂い成分の解析が高度化している。また、ガスクロマトグラフィーに分離されたピーク成分の質量分析機能とコンピュータのデータベースを組みこんだ機器によって、一般的な匂い成分ならばその構造や化学式が自動的に判別できる機器も一般化している（一六一～一六五頁参照）。

重要な成分の種類と濃度がわかれば、安価な微量の化学物質で再構成できるという産業的な利点も研究のインセンティブとなっている。すでにいくつかの果物などの天然物の成分や食材の主要成分が明らかにされており、合成が可能になってきている。國枝氏が述べているように、まったく人工的な調合で生まれたコーラの風味も、レモン・オレンジ・ナツメグ・シナモン・ネロリ・コリアンダーなどの単純な数個の匂い成分でほぼ完全に近いものができあがる。店頭に並ぶ安価な無果汁の清涼飲料水の多くはこのような研究成果が実用化されたものである。さらに香料会社の研究所では、和牛ステーキの風味など、料理されたものの風味まで数多く調合されており、訪れた見学者を驚かせている。

## 5　味と匂いの相互作用

食品は香水などとは違って、口の中に入れた食物を味覚と嗅覚を総動員して認識や解析を行っている。現実には匂いだけ、あるいは味覚だけで食を味わうことはない。したがって、匂いの時代といえども、味と匂いはつねに相互に絡み合い、区別がつかないことも多い。

味覚と嗅覚の信号は脳の中で密接に連絡しあっている。まったく同じ甘味成分を含む溶液でも、甘い味を連想させる匂いを付与することで甘味が著しく増強されるようなことが起こる。バニラの匂いは甘いが、その味は苦い。同様に、糖が焦がされて生成するキャラメルも甘い匂いがするが味は苦い。実生活のなかではバニラやキャラメルの匂いは必ず甘いものに付随しているので、長い間の食体験を通じて、脳が特定の匂いと味とを関連するものととらえていると考えられる。この現象は連合学習とよばれる。連合学習には視覚も加わり、より多様な感覚の連合が成立していることが推察される。

この性質を利用して、微量の匂い成分を利用して食物の味わいを変化させることが古くから行われており、食品開発の現場でも重要な技術になっている。たとえば日本のチョコレートには、甘味を増す目的でバニラの香りを添加することが多い。

京都大学の高橋拓児氏らは離乳食メーカーと共同で、何種類かのレトルトパックの離乳食に対してておいしさを増強する実験を行った。うま味のある昆布出汁の添加がすべてに効果的であったが、出汁を昆布の匂い抽出物に変えても添加効果が観察された。昆布の匂いがうま味を増強していると考えられる（未発表データ）。また、長谷川香料の斎藤司・網塚貴彦氏らは鰹節に含まれる特定の微量成分が、そのものだけでは紙臭に近いにもかかわらず、ダシの味をより本格的に感じさせる作用を有していることを明らかにしている［斎藤 二〇一五］。

## 6　匂いの好悪や価値判断は学習が重要

一般的には、匂いは生物的価値の高い有用な食物や、反対に忌避すべき食物などを口にする前から判断できるという点で優れている。食べる前から有用性や危険性を匂いで判断できることは動物の食行動にとって重要である。

動物は未知の食物を最初は恐る恐る、疑いながら食べる。新奇恐怖とよばれる。食べたものが有用であればいい匂いとして記憶し、危険物であれば悪い感情が付与されて記憶される。したがって、匂いの良し悪しはほぼ、後天的な経験によって獲得される感覚であるといえる。たとえば、おならは好ましい匂いとは言えないが、共通する匂い成分を含む餃子などの匂いは食欲をそそる。匂いを発する主体の特性や受諾性が好悪を決定している。

筑波大学などの研究によると、排泄物の匂いとバラの匂いの好悪の判断は後天的な教育や経験に依存しており、二歳児以下では好悪の違いが明らかではないことが示されている。実験は筑波大学と産業技術総合研究所のグループによって行われ、「二歳児のニオイの選好」として『感情心理学研究』誌に発表されている［綾部ら 二〇〇三］。二つの箱の中に、一方はバラのニオイの主要成分であるβフェニルエチルアルコールのニオイを充満させ、もう一方にはウンチの主要成分であるスカトールのニオイを満たした実験系を設定した。箱の中では子どもにとってとくに好き嫌いがないような何種類もの短いビデオが画面に写されており、両方の箱でのビデオ視聴を経験させた後で、次にどちらの箱でのビデオ鑑賞を選ぶかという設定である。二歳児は二つの場所の選択数に有意な差がなかった。

別の実験では、九から一二歳の子どもの八〇％がスカトールのニオイに比べてバラの成分のニオイを好むことが示されている。二歳の時点では、バラもウンチもニオイに好悪がなかったのに、年齢が上がることで好悪が出てくることを示すものであり、ニオイの受諾性が後天的な学習によるものであることを示唆している。

倉橋［二〇〇五］は食べ物の匂いに関する異文化間の比較研究において、その国でよく食べられている食べ物の匂いに対しては親近性があり、嗜好性が高いことを示している。匂いの好き嫌いと食体験とが関連していることを実証するものである。

## 7 シグナルとしての匂いの発展

匂いを解析して成分を再構成することで本物そっくりの匂いを作ることができる。擬似食品を安価に高い精度で製造することが容易になりつつある。食文化や経済、食品開発など多くの分野に与える影響は大きい。

食品や菓子類を低カロリー化する際に、嗜好性の高い油脂分や糖分を削減することが多い。当然ながら嗜好性が低下する。これをカロリーのない匂いで補う研究も増えてきており、乳脂肪分を削減したアイスクリームに、油脂の匂い成分である微量の脂肪酸などを添加することで、乳脂肪らしさや味わいの深さを匂いで代替する製品も市場に現れている。匂いのシグナルとしての機能を応用するものとして今後の発展が注目される。

## 8 食べ物のおいしさと匂い

鼻が詰まったらおいしさがわからないといわれる。おいしさの判断には視覚や味覚、嗅覚、食感などの協力が必要であるが、判断にもっとも大きな寄与をしているのは匂いであろうと考えられている。

これまでに述べてきたように、匂いにはおいしさにかかわる重要な性質がある。第一に、匂いの識別は解像度が高い。圧倒的多数の嗅覚受容体によって無数の匂いを識別できることは、食べ物の味わいを精緻に識別する重要な機能を担っている。さらに、匂いの信号は、直接的に脳に入り、その記憶は長期間ブレずに保存される。過去の味わいの食体験のほとんどは、嗅覚の正確な記憶によっているといっても過言ではない。懐かしい味、以前に食した有名店の料理の味、本場の味など、記憶に残るのは、大半が口に入れた食物が嗅覚を刺激する匂いの記憶である。さらに、嗅覚は情動と結びついてさまざまな記憶のタグともなっている。味わいに情動を付与する力が強いのである。

これらを総合すると、味覚は食物の味がある範囲に収まっていて、極端に塩辛いとか酸味が強いなど、飲みこむ価値の有無を最終的に判断するために重要であるが、味わいの詳細を探るのは嗅覚の働きであるといえよう。一方、食感は物理的な刺激という独自の感覚を基礎にしており、柔らかさや歯ごたえのよさ、粘りなど、異なる視点から食べ物と認識することの妥当性や、心地よさなどを判断している。食感を表すオノマトペは非常に多彩で、とくに日本語では顕著であることを早川文代［二〇〇八］らが報告しているように、その解像度は高く食の味わいを彩る繊細な感覚として、匂いと同様にこれからますます注目されると思われる。

## 9　食品の匂いの軽減

匂いが強い食品は、しばしば嫌われる原因となるため、生産者は特徴的な匂いを弱くすることが多い。納豆はその代表例である。近年では臭わない納豆の開発が盛んになり、納豆を食べる地域が拡大している。匂いの原因となっていた低級分岐脂肪酸をほとんど生成しない納豆菌が発見され、匂いの少ない納豆生産の工業化に成功したものである。

揮発性の脂肪酸やアルデヒド類などは、納豆に限らず、チーズ類やなれ鮨、漬物の糠漬けなど、多くの食品の癖のある匂いの原因になっており、伝統的な食品の匂いを弱める工夫が行われている。一方では、昔ながらの匂いを愛好する人びともあり、消費者のなかでも嗜好が分かれている。トマトは原種に近いものは特有の匂いが強いが、最近では品種改良によって匂いの弱いトマトも生産されている。

ダイコンの漬物やピーマンの匂いも好き嫌いが多い。森光らは、4MTB-GSL（Glucoraphasatin）

を遺伝的に欠失しているため、辛味が強く、長期間保存しても黄変しないダイコンであるＰＬ農5号を育種した。この品種は硫黄臭が発生しないので、たくあん特有の黄色と匂いがない。匂い成分の低減によって、現代の若年層が受け入れにくいたくあん漬の無臭化が行われた。たくあんの匂いがないことに対し不満を訴える中高年層の意見があるなかで、若年層や子どもたちには好評であり、食べにくい食品のハードルを下げる効果を得ているという。子どもに嫌われているピーマンの匂いは苦味によって増強されていることから、苦味を低減することで匂いを抑制した子ども向けのピーマンの開発も行われている。過去には一般的であった伝統的な食品の匂いも、その個性を抑制する方向に食品開発の現場では研究が進められている。

## 10　一方で、悪臭は魅力的

網塚報告にもあるように、靴下の匂いや排泄物の匂いは悪臭と感じられるが、これらと共通の匂い成分を微量に添加することで香料や食品が好ましく感じられることがある。

フロリダ大学のクリーはフロリダ大学で栽培した一五二種類のトマトと、地元のスーパーで購入した標準的なトマトについて実験参加者に食感と甘味、酸味、苦味の強さ、総合的な風味、おいしさを評価させた。参加者たちは甘いトマトを好む傾向が強いが、好みの評価は糖度だけでは説明できなかった。いくつかの匂い成分が甘味を増強しており、たとえば、いわゆる靴下の匂いとかチーズ臭などと表現されるイソ吉草酸が微量で甘味を強化していた。イソ吉草酸は靴下の悪臭として有名で、高濃度では悪臭の代表であるが、味噌や醬油、糟などにも微量含まれており、懐かしい味わいと表現する人も多い。

微量の悪臭を使って魅力を増す手法は、香水の分野ではすでに日常的である。ココ・シャネルが世界で初めて、タブーといわれてきた悪臭を使ったのは有名である。それまで、芳しい花の匂いばかりで香水が調合されていたのに反して、ムスクケトンとよばれる不快な動物臭を忍ばせたのである。オスの麝香鹿の下腹部の分泌物の匂い成分を人工的に合成したムスクケトンのほかに、炭素鎖長が一〇から一二個のアルデヒド類を調合した。

これらのアルデヒド類は人の体臭にも含まれる。濃いと悪臭であるが、微量ではフローラルな花のような香気を引き立てるものであった。同じようなことが、食のフレーバーにも見出されはじめていることは興味深い。

## 11　異性の好き嫌いにも匂いは関与している

匂いは人間同士の好き嫌いにも影響していることが示唆されている。上野吉一氏が述べているように、主要組織適合性抗原（MHC分子）とよばれるタンパク質の集まりには、わずかの変異部分があり多型とよばれている。この多型は主要組織適合性抗原を発現する遺伝子である主要組織適合性遺伝子がわずかに変化したことによって生じる。父親由来の六種と母親由来の六種の合計一二種のタンパク質がそれぞれ多型をもち遺伝する。血縁関係が遠いと多型の違いは大きい。

上野報告にあるように、実験動物の主要組織適合性抗原は個体の体臭に少なからぬ影響を与えることが知られており、これらの多型は体臭の違いとなって現れる。動物では交尾相手の選択行動にかかわっていることがYamazakiら［二〇〇七］によって明らかにされている。

人間を対象とした実験で、女性は主要組織適合性抗原が自分と異なる男性の体臭を心地よいと感じる傾向があることが報告されている。一九九五年に発表されたスイスのベルン大学の動物学者、ヴェーデキントの実験では、男子学生に二日間着用しつづけてもらったTシャツを、女子学生に匂いを嗅がせ、その反応を調べている。

男子学生たちは実験期間中、香水や香辛料を多く含む食品など、体臭に影響を与えるものの摂取を避け、二晩続けて着用したまま就寝してもらった。実験では、男性たちの汗を吸ったTシャツをそれぞれ横手に穴をあけた箱に入れ、女性たちにTシャツの匂いを嗅がせて好みの順位を回答させた。

その結果、ほとんどの女性において、「好みだ」と答えたのは、それぞれ「自分の遺伝子型ともっともかけ離れた遺伝子型をもつ男性」のTシャツだった。逆に「好みでない」とされたのは「自分の遺伝子型に近い遺伝子型をもつ男性」のTシャツであった。

同様の実験を、サントスら［Santos et al. 2005］は混血の多いブラジル人の学生を用いて行い、主要組織適合性抗原の違いが汗の匂いの好みに影響を与えることを報告している。

人間を含めた動物は、匂いによって自己と他者との遺伝的な距離を測っているという研究がある。近親相姦を避けるための機構であると解釈できるが、ネズミ、鳥、魚を使った動物実験では、メスたちは、オスのＭＨＣタイプを尿などの臭いで嗅ぎ分け、自らのものと異なったＭＨＣをもつオスと交尾したがる傾向がある。人間でも、主要組織適合性抗原の多型の大きさが汗の匂いを介して好悪に影響を与えているという研究は興味深い。

## 12　無臭時代の到来

現代人は生活環境の無臭を志向する傾向が強いといえる。工場など町中で匂いを発生させるものは極力排除される。共通の悪臭を除くことはリスク回避という意味で理解できるが、食品の特殊な強い匂いが若年層に敬遠されることはすでに述べたとおりであるが、かつてはよい匂いと考えられてきた飲食店の店頭の匂いにもクレームがつくことがある。自分が意図しない匂いが環境に加わることは許せないという発想が顕著である。

一方、汗臭さ、加齢臭はもとより、人間の個性といえるかすかな体臭まで徹底的に洗い流されてしまう時代である。欧米人の印象では、日本人の集団はとくに匂いがないという。個性的な香水や体臭なども日本人の集団には弱い。

人とすれちがうと、個性的な匂いではなくて多くの人に認知されている香水や、よく似た石鹸のような匂いに遭遇する。他人に違和感や不快な感覚を与えないという日本人特有の配慮もあろうが、一方では、自分の匂いという個性を捨てていわゆる更地に自分を置き、共有できる無難な匂いのみを社会的に許される匂いとして選択しているということもできる。このような異質の人間の個性を容認しない、あるいは他人に自己を見せたくない、というのが日本の現代社会の特徴といえよう。

現代社会の技術は人工的に多様な香りを作り出せるはずであるが、現代人の体臭の幅はむしろ狭くなってきている。自己にまつわる表現の何を躊躇しているのか、匂いから考えられる問題である。これが食の選択にも関係しているのかどうかは議論の余地があろう。

〈文献〉


綾部早穂・小早川達・斉藤幸子　二〇〇三「2歳児のニオイの選好――バラの香りとスカトールのニオイのどちらが好き?」『感情心理学研究』一〇巻一号、二五-三三頁。

上野吉一　二〇〇二『グルメなサル 香水をつけるサル』（講談社選書メチエ）講談社。

神山かおる　二〇一一「歯応え、舌触りの生理と知覚」『味わいの認知科学』五章、勁草書房。

國枝里美　二〇一一「においの生理と知覚」『味わいの認知科学』三章、勁草書房。

國枝里美・神宮英夫　二〇〇四「香りの行動改善効果の時系列官能評価」『日本官能評価学会講演要旨集』六八-六九頁。

國枝里美・神宮英夫・所一彦　二〇〇五「ことばの習得訓練における香りの効果」『日本味と匂学会誌』一二巻、五四一-五四四頁。

倉橋隆　二〇〇五『嗅覚生理学――鼻から脳へ　香りを感じるしくみ』フレグランスジャーナル社、一二〇-一二八頁。
斎藤司　二〇一五「かつおだしの嗜好性に寄与する香気成分の研究」『博士論文（京都大学農学研究科）』。
鈴木裕子・山下ちひろ・千葉公貴　二〇一三「北海道医療大学生のプルースト体験」『北海道医療大学人間基礎科学論集』A一七-一二六。
妹尾正巳・元永千穂　二〇〇八「香りイメージの色表現による伝達」『日本感性工学会研究論文集』七巻三号、四九七-五〇三頁。
東原和成・佐々木佳津子・伏木亨・鹿取みゆき　二〇一三『においと味わいの不思議——知ればもっとワインがおいしくなる』虹有社。
東原和成・杉本久美子・島田昌一・伏木亨・山本隆　二〇一六「嗅覚・味覚のしくみ：感覚—驚異のしくみ」『ニュートン別冊』。
野尻健介　二〇一八「感性に響く『香り』を目指して～色を用いた香り表現手法 Aroma Rainbow® の開発と利用」『Hasegawa Letter』No三七、二〇-二五頁。
早川文代　二〇〇八「官能評価のためのテクスチャー用語の収集と分析」『食品工業』五一、四六-五五頁。
Bartoshuk, Linda M., Harry J. Klee 2013 Better Fruits and Vegetables through Sensory Analysis *Current Biology* Vol.23, Issue 9, 6 May: R374-R378.
Santos, P.S., Schinemann J.A., Gabardo J., Bicalho Mda G. 2005 New evidence that the MHC influences odor perception in humans: a study with 58 Southern Brazilian students. *Horm. Behav.*, 47(4): 384-388.
Wedekind, C., T. Seebeck, F. Bettens and A.J. Paepke 1995 MHC-dependent mate preference in

humans. Proc. *Biol Sci*. 260(1359): 245-259.

Yamazaki, K. and G.K. Beauchamp 2007 Genetic basis for MHC-dependent mate choice. *Adv. Genet*. 59: 129-145.

黄変および硫黄臭が発生しない大根加工食品の製造方法　特許5979779（発明者：森光康次郎・石田正彦ら）二〇一六年八月五日。

# 総合討論

## 匂いと味覚

**小林哲**（マーケティング）　同じ化学物質でも、たち香と口中香で感じ方は異なりますか。

**東原和成**（生命科学）　アメリカで、同じ匂い（具体的にはチョコレート）を鼻から嗅《か》がせた時（たち香）と口の奥から嗅がせた時（口中香）の違いを調べた実験があります。口中香に対しては脳の報酬系といわれる部位が活性化する。つまり心地よく、おいしく感じるわけで、同じ匂いでも違いが出ることが示されています。理由としては、チョコレートを食べて口の中から感じた香りをある程度脳が記憶していて感覚に影響するのではないかと推測されています。

**小林**　そうすると、基本的にセンサーという意味では口中香もたち香もさほど違いはないけれど、食べているという感覚と結びつくことで思い入れや感じ方が非常に強く出てくるわけですね。

**落合雪野**（民族植物学）　香料には煙を嗅ぐ焚香料と皮膚につけるコスメティックス、食べる香辛料などありますが、食べ物や飲み物には特有の匂いの受容のされ方がありますか。あるとすれば、たち香とあと香の効果なのでしょうか。あるいは匂いのもととなる物質の性質が異なるのでしょうか。

**東原**　食物中の香りは咀嚼して出てくるもので、口の中は湿度も一〇〇％ですから匂いの立ち方はだいぶ違う。その意味では、香粧品と食べ物に含まれている物質の化学的特性は違うので、感じ方も変わってくると思います。食べる前にはクンクン嗅いでも匂わない物質が、口に入れて咀嚼すると鼻の奥から匂いを感じることがあるわけで、鼻から香る時と口の中から香るのは異なるケースがあります。

**落合**　たち香と口中香、その両方が組み合わさるのが食べ物や飲み物の匂いということですが、お香やコスメティックスはたち香のみです。その違いはありますか？

**東原**　記憶との関連で、やっぱりおいしそうな香りがくると当然食欲も増すし唾液も出て、口に食べ物が入ってくる準備ができる。食べ物じゃない匂いと食べ物の匂いは経験によって明らかに違ってきます。

**落合**　物質としての違いではなく、利用のされ方の違いというわけですね。

**中嶋康博**（経済学）　匂いがともなわないと味も変わってしまうようですが、味覚の情報と嗅覚の情報とは、脳内でどのように処理されているのでしょうか。

**東原**　これは脳の中で、味覚の情報と嗅覚の情報が両方入ってくる領域があり、そこでお互いに影響し合っているのではないかと考えられています。実際に匂いが味覚をより鮮明にさせるとか、あるいは味覚が嗅覚に影響を与えますが、その具体的な神経処理のメカニズムはまだわかっていません。

**中嶋**　匂いが食欲の亢進にどう作用するかは明らかになっているのでしょうか。

**東原**　これはたぶん伏木さんのご専門なんですが、基本的には匂いを報酬系で記憶していて、その匂いがくると食欲が増し、食べたくなるということですよね。

**伏木亨**（栄養学　コーディネーター）　期待感というのを指標にして調べると、匂いがするだけでドーパミンレベルがぐっと上がることはあるみたいで。やはり匂いは食欲に大きく影響していると思います。

**中嶋**　その期待感は経験を積み重ねて得られるのか、初めからそういう期待を持っているのでしょうか。

**伏木**　いま言ったのは後天的です。油脂に香りをつけたものなどでやると三日間ぐらいで成立しました。

**守屋亜記子**（文化人類学）　人間の嗅覚の届く範囲を知りたいです。私たちは日常、どれくらいの範囲の匂いに反応しているのでしょうか。

**東原**　これは匂い物質にもよりますね。非常に拡散しやすく、しかもすごく低閾値の匂い、つまりごく少量で薫ることができる匂いなら、かなりの範囲で感じられると思います。たとえば原液を東京ドームへ一滴落とすとドーム中でその匂いが感じられるような物質もあれば、揮発性があまりなくて重いものなら、かなり近くまで行かないと匂わない。ですから匂う範囲は化学的な物性によって変わります。

**香西みどり**（調理科学）　魚類は嗅細胞の数が他の動物より明らかに少ないということですが、味の受容体が匂いの知覚ルートに入るのか、あるいは他のメカニズムがあるのでしょうか。

**東原**　魚の鼻でもアミノ酸など水の中の物質を認識します。基本的に水中なので受けとる化学的物質は違います。鼻で受けとった情報が脳に伝わる、味蕾からの情報が脳に伝わるという意味では脊椎動物としての共通した部分はありますが、その物質がだいぶ異なってくるわけです。柏柳さんは魚の研究もされていますよね。

**柏柳誠**（医学）　魚でも棲んでいるところによってかなり違うことがわかってきています。たとえば深海の真っ暗な状況で棲む魚（サメなど）は非常に嗅覚系が発達し、とても複雑な木の枝のような構造で匂いを感じる嗅上皮の面積を増やしていたりしますから、一概に魚の嗅細胞の数の問題ではないと思います。

**香西**　興味があるのはサケの母川回帰なんです。サケはアミノ酸を匂い物質として知覚し元の川に戻ると聞いたことがあって。本来呈味成分は水溶性で、匂いの成分はたぶん疎水性が高い。そうするとどこで知覚して匂いと感じているのかなと思ったわけです。

**柏柳**　北大の水産を退官された上田宏先生が、北海道のいくつかの川のアミノ酸組成を調べています。それによると川の個性というか、アミノ酸の組成・濃度の違いがあり、季節による変動も意外と小さいことがわかった。またニジマスを使った実験では、自分の生まれた川の匂いとほかの川の匂いを選ばせると、自分の川の匂い（アミノ酸）を選ぶという結果が出ています。ですから嗅覚を使ってアミノ酸組成の違いを感じとり生まれた川を選んでいる可能性があります。

## 嗅覚は膨大な数の成分を区別する

**網塚貴彦**（有機化学）　何かの匂いを嗅ぐ際、数十ないし数百の香気成分が同時に鼻に到達します。多種類の受容体がそれぞれの成分のパターンをどう区別しているのか、何かわかっていることはありますか。

**東原**　それぞれの成分のパターンは応答する受容体のパターンによって区別しているんですけれど。

**網塚**　一気に成分が押し寄せると、全部の受容体にベタッとくっついてしまって、見分けられるのかなと。

**東原**　数百のすべてが受容体を活性化することはありえなくて、受容体が感じる濃度に達している匂い成分じゃないとオンにならない。そう考えると数百の匂い物質でも数十ぐらいに収束します。

**網塚**　私は仕事で匂いを作っていますが、調合したものを一つのコンパウンドにして嗅ぐ時、最初に薫る香りと遅れて薫る香りがあります。それは揮発性の違いで説明がつくのか、受容体を活性化するのに時差があると考えるべきなのか。

**東原**　まず揮発しやすいものがきて、吸着されやすさでパッと濃度が上がっていき受容体がオンになっていく。ちょっと揮発しにくい物質は少し遅れてくるし、吸着の仕方によっても局所的に濃度差は変わってくる。ある程度の濃度まで上がってこないと受容体がオンにならないので、当然少しタイムラグは出てきます、それぞれの匂い物質で。ミックスチャーの場合はそういったことが起きていると思います。

**森枝卓士**（文化人類学）　ワインの香りがずっと変わっていくのも酸化とかでなくてもあるんですか。

**東原**　ワインは注いだ後に酸化も進みますけれど、入っている複合体の成分の状態が変わってくるので出方も時間によって変わってくる。調香は純粋な匂い物質を混ぜたもので、ワインはまた別な話です。

## 匂いの閾値とデフォルト

**南直人**（歴史学）　嗅覚能力の男女差というのは生得的（先天的）なものでしょうか。

**柏柳**　男女の嗅覚、匂いの感じ方の違いということで一番顕著なのが、女性の場合は妊娠時、今まで嫌っていなかった匂いも嫌になり、吐いてしまう。なるべく体に変なものを入れない、絶対赤ちゃんに悪さをしないものを摂取する、ということが第一にくる。妊娠している女性の嗅覚とわれわれの嗅覚は、匂いを嗅ぐだけでなく、嗅いだ匂い情報を処理するところでもかなり違いがあると思います。また年齢依存的な変化としては、男性は六〇代ぐらいから嗅覚能力が落ち、女性は七〇代から落ちていきます。

**伏木**　匂いを嗅いだ時、鼻にはもちろん届くけれど意識にはのぼらせないという閾値レベルがありますよね。たとえばふだんいる部屋の匂いとか、プンプンしているはずでも全然感じないということがある。たぶんノイズととらえてうるさくないよう切っているんだろう。そういうスレッショルド・レベルが妊娠時にはガッと下がるとか。そのレベル変化で匂いに敏感になったとか鈍感になったということはないですか。

**柏柳**　妊娠時は、体内のホルモン濃度が妊娠していない時とかなり変わってきます。インスリンによっても匂いの感じ方が変わるくらいだから、性ホルモンで変わってもおかしくないですね。

**伏木**　ノイズを切り捨てる閾値が上下することは、別のファクターとしてはありえるんじゃないか。

**東原**　十分あると思います。妊娠時に匂いの質が変わるとか匂いに敏感になるという話が前からあり、それを検証した論文が出ています。たしかに質は変わるけれど、閾値が低くなる、つまり匂いの感度が上がっているわけではないという報告でした。いままでデフォルトというか、ノイズの中に埋もれていたものが「鼻につく」と表現したほうがいいのかな。おそらく脳でそういうスイッチが起きているのではないか。

**南**　私は素人なので生得的か後天的かをスバッと分けたいんですけど。今お話をうかがって、たとえば妊娠した時、先天的な部分のほかにジェンダーの部分、小さい頃から女の子として育てられることで学習する側面もあるんじゃないかと思いまして。

**東原**　先天的な部分として、視床下部とか扁桃体という情動など本能的な感情を司るところに関しては雌雄差があります。同じ匂いを嗅がせても快・不快の感じ方に男女差がある匂いも結構知られていて、そうした脳の違いと考えられています。男女の比較で女性のほうが匂いに対する能力が高いのは、ふだん料理をしたり、いろんな形で匂いに接する機会が多いから経験的に男性よりも優れていると推測されています。だから先天的な部分もあれば後天的な部分もあるといえます。

**石井智美**（栄養学）　加齢により判別しにくくなる匂いに、傾向や順番は存在するのでしょうか。

**柏柳**　咀嚼が悪くなると匂いを嗅ぎにくくなるというお話をしました。年齢の変化で嗅ぎにくくなる匂いはあると思いますけれど、なぜその匂いが嗅ぎにくくなっているのかはまだわかりません。

**石井**　高齢者の方が食事で味よりも匂いがわからなくなっているとよく聞きます。嫌な匂いは感じるのに、食べ物のおいしい匂いが感じられないと。

**柏柳**　やはり危険を回避するというのは非常に大切。ですから、嫌な匂いを嗅ぐ能力のほうが残っているのは生物学的にも考えやすいことです。

**東原**　嫌な匂いだけが残るというのはすごく興味深いなあ。今はまだ、それぞれの匂いを脳のどこで感じているかは研究中ですが、アルツハイマー病やその他の認知症の人が匂いをあまり感じられなくなるのは神経変性とかかわっていて、前頭野でとくに起こります。神経変性が起きるのは、そういった食べ物などを認識する部位で、もしかしたら嫌な匂いを嫌だと思うところは変性していない部分なのかなと。

## 味覚と嗅覚の連合

**山本志乃**（民俗学）　ヒト以外の動物では味覚と嗅覚との連動はあまりないのでしょうか。

**上野吉一**（動物学）　食べ物を味わうということは、ヒト以外の動物だとほとんどないと思いますね。かれらは食べられるかどうかを考えて近寄り、口に入れて安全だというので飲みこむ。それをおいしいというような複合的な認知的行為はなかなか出てこないので、味覚と嗅覚が連合するというのはないです。ただ、果物の甘ずっぱい匂いを好む傾向はあって、それに寄って行き口に入れ、やっぱり甘味が強いから積極的に食べていこうというつながりは、ヒト以外の動物でもないことはない。

**東原**　本当に霊長類は、食べている時に幸せじゃないんですかね（笑い）。

**上野（吉）**　食べることを嫌う動物はいないから、その意味での幸せ感はあります。でも人間の場合は、単に腹いっぱいという喜びではなく、食べる場面も含め自分で評価している部分がある。仲間と食べるとまずいものもおいしくなるという世界があるけれど、チンパンジーが、こいつと食べると嫌いなものも食べちゃうんだよねとは言わない（笑い）。

**伏木**　いやラットやマウスの実験レベルでは味覚と嗅覚の連合学習はきわめて密接です。たとえば栄養素のリッチな食べ物につけておいた匂いに対して、ネズミはこれを食べて栄養素をちゃんと摂れたと思うと次の日には必ず好きになる。しかしそれが幸福感かどうかはわからない。ただかれらにとって栄養素が摂れたことが幸福だと考えれば、広い意味ではそういえるかな。

**上野（吉）**　もちろん動物でも匂いと食べ物のつながりはある。ただ、それが口中で両方あいまった世界をもちうるかという意味での連合はヒト以外には考えにくい。人間固有のものと言ってもいいんじゃないか。

**西澤治彦**（文化人類学）　今の上野（吉）さんの話を聞いていて思ったのですが、ヒトの場合、生理学的レベルの嗅覚に対して、もう一つ文化的な要素が入っているために、非常に複雑になっているのだと思います。ヒトの味覚も同様ですね。格好よく言えば、「メタ嗅覚」みたいなレベルがヒトにはあって、生理学的機能だけでは説明できない部分があるのではないかと思います。個体レベルでは体験と学習と記憶が繰り返され、それが集団として長い進化の過程で、脳へのフィードバックが行われたのではないでしょうか。ちょうど言語が発達したようにね。おいしい物を食べる努力と素材の拡大、調理技術の進展といったものが複合的にかみ合って、「メタ嗅覚」とか「メタ味覚」というものを形成してきたのではないでしょうか。

**上野（吉）** そういう意味では「メタ認知」とよばれるものがヒトでは確実にあります。何かをとらえている自分を客観的にとらえることを人間は当たり前にやって認識しているわけですから。匂いに対しても、それが何かを想定しながら嗅ぎ、匂いの世界や味覚の世界と結びつける。人間に一番近い動物としてのチンパンジーも「メタ認知」はできますが、人間に比べるとはるかに底の浅いシンプルなものなので、人間ほど複雑な形での感覚の結びつけはおそらくやっていない。

**西澤** 言い換えると、ヒトが持っているイメージ力ですね。イメージする力が、「メタ嗅覚」、「メタ味覚」を形成していくうえでのキモだと思います。

## 遺伝子多型と食文化形成

**岩田三代**（食物・生活）「ヒトはそれぞれ異なる嗅覚受容体レパートリーを有する」という話ですが、民族や居住環境、性などで違いはありますか。匂いへの感受性は生物学的違いなのか、文化的につくられるのかという問題意識です。

**表真美**（家族関係）　受容体の遺伝子多型は国、地域などとの関連はまったくないですか。上野（吉）さんが言われたようにすべて後天的ですか。遺伝子多型が食文化形成の基になるという仮説は成り立ちませんか。

**東原**　受容体遺伝子に民族による違いはあります。たとえば日本人がもつ遺伝子多型とアフリカ人がもつ遺伝子多型はだいぶ異なる。逆に言えば、われわれのもっていない遺伝子多型をアフリカ人はもっている。それぞれの多型がどれくらい匂いの感じ方に影響するかはまだわかっていませんが、少なくとも民族によって先天的な、受容体遺伝子の多型による匂いの感じ方の違いは十分ありえると思います。

後天的なものとして居住環境とか、どういう食環境・食文化で育ってきたかで好みは当然変わってくる。匂いに対する感受性は、感知できるかどうかのレベルと、どう感じるかは違う。分けて考える時、感知レベルは遺伝的な部分があると思うけれど、どう感じるかは育ってきた食文化によって影響される。たとえばチーズを食べてこない人は臭いと思うだろうし、納豆を食べていないヨーロッパ人は納豆の匂いは耐えられないと思うわけで。だから遺伝子多型とどういう食文化で育ってきたかは現在の嗜好に影響します。

**岩田**　別の切り口で教えてほしいんですけれど、たとえば最初とても嫌だと思ったフナズシとか、慣れてくるととてもいい匂いと思うようになるのは、遺伝的に変わらないなら、どのへんがどう変わるのか。

**東原**　後天的ですね。それはもう伏木さんの専門で、ビールの苦味が受け入れられるのと同じです。

**伏木**　最近のパクチーブームなんかまさに典型だと思いますね。何回か食べると、あんなカメムシやドクダミみたいな匂いが好きになっちゃう。心理学でいう単純曝露効果、同じものを嫌でも何回か繰り返していると慣れてきて、最後は好きになる。最近東北大学で、嫌いなものを五回食べると許せ、それを三週間おくと好きになっていくという実験事例を出しています。つまり単純に繰り返すことで好きになるという効果もあるので、さらに全体の話を複雑にしている（笑い）。もちろん最初に遺伝子の違いはあるけれど微々たるもので、そこに文化の違いがガバッと大きくのってきて、最後にこういうモディファイがきくというのが今の好き嫌いじゃないかと思います。

**國枝里美**（官能評価）　フレグランスとフレーバーでは濃度自体が違うので言いにくいところですけれど、よく知られているのは心理学的な単純接触効果かな。やはり頻繁に体験性があるものについては親近性が生まれて嗜好性が担保される。しかしそういうものは行きすぎてしまうとすぐ飽きるという反応も当然生まれてきます。香りについても同じような傾向はあるように思います。

**松村康弘**（医学）　そうすると文化による利用の仕方のなかで受け入れられているという発酵臭を、他文化の人が受け入れるための条件というのにもつながりそうですね。また、受け入れられる場合に、嗅覚受容体遺伝子の発現状況はどうなるのでしょう。

**東原**　難しいですね。僕の個人的な考えですが、それぞれの文化で使われている発酵臭って結構きついので、まずは弱い香りから徐々に慣らせば受け入れられるのかなと、いきなりシュールストレミングとかフナズシとかでは強烈ですから。同時にやはりコンテクスト、人間はその時の文脈に応じて変わるので、どういう環境、どういう人たちとどういう気持ちで食べるかも大きく影響すると思う。その時に受容体遺伝子の発現はとくに大きくは変わらない。やはり中枢での処理が変わっていくのが実際です。

**上野(吉)** 発酵と腐敗は同様の現象だから、その区分はある年齢までその人が育った文化においてカテゴリーを学ぶ。そして「納豆は食べられる」という形で安全の範疇に入る。そういう概念学習として発酵臭、腐敗臭がきちんとカテゴライズされたなかで、それまで経験したことのないナチュラルチーズと出合った時にどうするか。食べ慣れていく過程で腐敗臭という認識の枠組みからこれは安全だと外す、人間の認知的な作業としてはやっているわけです。

## 匂いの「優劣」

**落合** 今年から食文化の講義が始まったので、学生一〇〇人くらいにフナズシの匂いを嗅がせてみました。食べさせてはいませんが。学生のリアクションとしては、やはり一定数は臭いという反応で、回ってきただけで拒絶する人もいましたが、逆に意外にいけるんじゃないか、むしろ能動的に食べたいという学生が思った以上にいました。それで、何の匂いに似ているかと尋ねると、多くがチーズと表現しています。

**東原** それ、ブラインドでやったんですか。

**落合** ブラインドではなく物は見せています。その時に思ったのは、「フナズシは臭い」という情報がデマのように広がり、先に刷りこまれているために臭いという反応をついしてしまうこともあるけれど、虚心坦懐に嗅いでみると意外にそうでもない場合があるということです。そこでさっきの受容の話に戻るんですが、文化的・社会的に刷りこまれた状況と、自分で受容してみた状況との間に差が生まれていく。「パクチーは臭い」というのも、タイ料理がさほどポピュラーじゃない時にもっていたイメージと実際に口に入れた時の感じ方の違いがあり、そこで匂いへの価値観が変わってくる。そのようなことかなと思いました。

**東原** まったく同じことを私も講義でやります、オジサン臭（2-ノネナール）を。ブラインドですると八割ぐらいが好きでも嫌いでもない。一割ぐらいが好き。一割くらいが嫌い。そこで彼らが口を揃えて言うのが、何の匂いかわからないし好きでも嫌いでもないけれど、もう一回嗅ぎたくなると。何かすごく引きつけられる（大笑い）。発酵臭もたぶんそれに近いものもあるのかなという気がします。

**小林** 今の加齢臭の話は非常に面白いですね。ブラインドで八割の人が好きでも嫌いでもないと答えているのにもう一度嗅ぎたくなるのはなぜでしょうか。

**東原** そもそもこれは情報が刷りこまれている部分なんです。でもブラインドでやると結構ニュートラル。引きつけられるというのは、加齢臭の場合、おそらく嗅いだことがあるけれど何の匂いかわからない、それを見極めたいからもう一回嗅ぎたくなる、というのが一つあると思います。

**阿良田麻里子**（文化人類学） 情報が刷りこまれているということでは、悪い部分もあるでしょうが、いい情報と結びつくというのも、新しいものが普及していく時に大事だと思います。タイ料理って八〇年代、九〇年代くらいにすごくおしゃれだったと思います。新しくておしゃれで素敵、そういうところと結びつくことで新しい匂いが受容される。そういう文化的価値と匂いの評価を結びつけた研究ってありますか。

**東原**　ワインがそうですよね。ワインは頭で飲んでいますよね、多くの人が。

**伏木**　私自身は匂いにはもともと優劣はないと考えています。上野（吉）さんの話でも、三歳、四歳以降に初めて匂いに対する優劣ができてきて、二歳以下では糞臭さえ嫌がらないと。それが付いていた母体がよければ忘れないようにその匂いをよく考えるし、危険なり避けるべきものなら嫌なものとして記憶する。それが基本だろうと思う。パクチーが出ましたが、最初嫌いだったけれど、これなしではタイ料理が食べられないようなことがずっと続くと、今では好きですね。それはパクチーが好きというより、タイ料理が好きになって、それに付随しているパクチーを覚えているだけの話だけど。

**前川健一**（海外旅行史）　私はタイ料理と出合って四四年たちますが、大嫌いです（大笑い）。それでいろいろ調べてみたんですが、日本人の団体旅行の添乗員などに聞くと、三割はパクチーが好きか、嫌じゃない。三割はうまくはないけど食べられる。残りの四割くらいが本当に嫌いという程度らしい。そう考えると、どうやら日本人の半分以上は、とにかく食べられるらしい。今まで喰えなかった人が、慣れた結果喰えるようになったというわけじゃないというのが私の仮説です。

## 嗅覚による回想

**石井**　嗅覚が弱まった高齢者の食事において、香りや匂いを口頭（言葉）で説明するなどして、イメージで記憶を呼び起こし、味をカバーしたり、食欲に働きかける可能性はありますか。

**半田章二**（生活学　総合司会）　認知症の進行を遅らせるとされる心理療法に、昔の懐かしいモノや映像を見て思い出を語り合う回想法というのがありますが、今のは「嗅覚回想法」みたいな話ですね。柏柳さん、いかがですか。

**柏柳**　非常に有効かなと思います。嗅覚トレーニングなどが行われているのも、なるべく頭を使ってということですよね。折にふれ、匂いと今までの経験を組み合わせるような思考を繰り返すことによって、いろいろ改善される。あるいはだんだん落ちていく機能を踏みとどまらせることもできると思うので。

**石井**　目が見えない方に対しては、「おいしそうな色のトマトですよ」と言う場合と、何も話さないでパッと口を開けて食べてもらうのと、同じものが全然違って感じられるというのをよく聞きます。では匂いに対してはどうなんだろうと。たとえば焼き魚が出たら、「この鯛の匂いで昔を思い出せますか」というレベルになることが将来可能かどうか。ちょっと漠然としていますけれど、匂いを何かに置き換えてイメージを復活させること、私たちの鼻の中で、かつて知っていた香りを思い出せるものなんでしょうか。

**柏柳**　匂いの言語化の問題ですよね。やはり人によってどういうふうに匂いを感じているかが違うから、前と同じ状況を言葉で復活させて匂いと結びつけるのは難しそうな気がします。「香ばしい匂いがする焼き魚ですよ」とか、一般的なことでやるしかないんじゃないかな。

**東原**　匂いのイメージを匂いなしで思い浮かべるのは非常に難しくて、バーチャルリアリティのなかで最後に残された課題です。一方で、匂いを使って過去の記憶を蘇らせたり、少し記憶喪失っぽい人に対して何か使えそうだと。そちらのほうが今のところ現実的に可能となる、近い部分かなとは思います。

## ヒトの嗅覚は退化？ 進化？

**森光康次郎**（食品化学）　生物と匂いということで考えると、ヒトの嗅覚は退化しているのか、進化しているのか。近未来のヒトの嗅覚はどうあるべきなのでしょう。

**柏柳**　私は別に退化しているとは思ってないな。ヒトほど嗅覚を上手に使っている動物はないんじゃないですか。とくに食べる時など。イヌにきいたことがないからわからないけど、人間は鰻丼を食べる時、蒲焼きの香りをちゃんと楽しみますよね。ヒトというのは確かに見かけ上、嗅球のサイズはどんどん小さくなり受容体の数も少なくなっているけれど、それでも十分蒲焼きの微妙な味の違いを、嗅覚情報を加えることでちゃんと受容している。だから機能としては全然退化していなくて活用できていると思います。

**上野（吉）**　私もサルやらの比較を今までやってきて、人間の嗅覚は退化しているかと言われたら、そんなことはないと答えます。人間は、人間としての嗅覚をしっかりもっている。ただ近代的な文明において、文字や音声などのほうが情報量が多いかのように思って、社会的なツールとしてそちらにシフトし、匂いの世界をないがしろにしている部分がある。むしろそういうものに目を向けることでもっと人間らしい生活が取り戻せるんじゃないか。

**東原**　嗅覚受容体遺伝子のレベルで考えると、ヒトやチンパンジーなど霊長類の共通祖先はかなりの数の受容体をもっていたと推測されます。解剖学的には、機能的に退化したといわれているけれど嗅覚受容体遺伝子レベルではそこまで退化していないんじゃないか。これからについて、私が思うに今まで長い間、匂いはどちらかというと悪い方向で考えられてきた、昔のヨーロッパの衛生志向しかり今の日本の消臭ブームしかり。ところが近年、食のおいしさともかかわって香りがポジティブな方向で考えられるようになってきた。ですから、香りを有効利用する機運と消臭という二つの路線に分かれて、いいところと悪いところが出てきた時代だと思うんです。これからは、一般市民の誤解を解いて、匂いのいいところをいかに伸ばし、生活の中で香りを有効活用して生きていく時代になるんじゃないかと思います。

## 匂いの学習とエキスパート養成

**早川文代**（調理科学）　匂いの学習や訓練をすれば、低い濃度でも感じられるようになりますか。

**東原**　基本的には、その人の閾値を下げることはできないですね。ソムリエも訓練で閾値が下がるわけではなく、ミックスチャーの中からある匂いの質を抽出する能力が鋭くなる。学習によりその匂いを知ることで気づくようになる。そうすると相対的に感度が上がったような感じになるんです。

**早川**　私も官能評価をやっていますので、質に関しての訓練効果は実感しています。誰かひとりが「○○の匂いがする」と言ったとたんにそれまで気が付かなかった匂いに皆が気付くようになるというのは日々経験しています。

**東原**　私の研究室でも、ガスクロマトグラフィーと匂い嗅ぎを連結した「匂い嗅ぎガスクロ」をやっていて、最初うまく匂いを感じられなかった人が、何度もやっているうちに嗅ぎ方がうまくなり、相対的に閾値が低くなるような時はあります。ただし感度が上がったわけではありません。

**阿良田**　匂いのエキスパートの養成はオン・ザ・ジョブ・トレーニングの性格が強いようにうかがいました。そうすると、企業によって独特の文化のようなものが育つのではないかと思いますが、企業の境界を越えてコーヒー鑑定士のように共通の言語や技術を育てる場というのはあるのでしょうか。

**國枝**　確かに官能評価は学問というより実学として各企業で独自の文化が育っているところが大きいです。一方で国際基準でも官能評価法については一応のスタンダードをもちコンセンサスが取りやすいものになります。でも実際は企業ごとに測りたいものが違うので、スタンダードだけに頼っていても現実問題を解決できないことがある。昔であればかなり企業側もオープンで、業界の人たちが集まる自主的な勉強会で話し合うとかよくやられていたんです。ただやっぱり企業もオープンにできない現実があり、むしろ今後は日本でも学問的に大学みたいな専門教育で積極的に推進していく必要があるのではないかと。

**網塚**　たとえば天然香気分析で、あるキー成分が見つかるとそれを特許化して自社が独占的に使い、「当社の香り」というような形になる。そのようなことから、オープンにできないこともあるのはそのとおりで、戦略的に会社間でしのぎを削っているということはあります。

**國枝**　業界によっては、官能評価のテキストを作ったり、あるいは用語を揃えるとか積極的にされているところもあります。

**阿良田**　政府の力も必要かと思うんですが、もしかしたらグローバル化のなかで日本の戦略としてオール・ジャパンでお互いに高めあったりシェアしあったり、ということもあると思います。

松茸談義

**前川**　香料会社なら、エリンギの炊きこみご飯を松茸風味のご飯にするのは雑作ありませんか。市販されている松茸のお吸い物で炊いても松茸風味にならないのは量が少ないからかな（大笑い）。

**國枝**　キノコの成分として、1‐オクテン‐3‐オールというのがよく知られています。それだけでは松茸の香りではないですけれど、いくつかの成分が合わさると多くの人には松茸風に感じられると思います。その季節になると、おそらくどこの香料会社でも同じような匂いが結構体験できるのではないでしょうか。

**伏木**　松茸のお吸い物って塩が入っているから、入れすぎると松茸の匂いはするけれどしょっぱすぎてアカンのですよ。ひょっとして、塩抜きのを作ってくれたらなると思うんですけれど（笑い）。

**前川**　聞きたかったのは、香料会社の技術をもってすれば、目をつぶって食べれば松茸ご飯と感じるようなものがほぼパーフェクトにできる、そういう技術レベルに達しているのかというところなんです。

**國枝**　いっていますと言いたいところですが、基本的にやはり天然物というのは非常によくできていて、とてもいいお手本です。できるだけリアルにするという点では、それをめざして調合もします！

**森枝**　金に糸目を付けずというか、高くてもいいとなればもっと松茸らしいのができるんですか。

**國枝**　実際に香料を作る時、そのモノには入っていない成分を何か少し足すことによって、よりリアル感を出す手法もあります。いずれにしても、その素材がもともともっている特徴をつかむためまずは本物を徹底的に分析する。機器分析、官能評価、いろいろなところでやります。その時、生食、焼く、煮る、それらを全部やってみて、どういう状態にしてそのモノに近づけるかという作業をどんどんする。たとえばイチゴの場合なら、たくさんの品種にそれぞれ別のフレーバーがちゃんと存在していますから。

**森枝**　金の問題じゃないと。

**國枝**　はい。

**生江史伸**（シェフ）　僕がやっているのはフランス料理ですが、じつは香料（松茸エキス）を使って松茸のお吸い物モドキを作ったことがあります。実感としてはすごく揮発するのが速い。たぶん香りを感じられる時間が長いほど本物の松茸に近づいていくと思うんですが、松茸エキスは熱い出汁やお湯に入った瞬間に一気に揮発して残っている香りはとても短い。本物の松茸ならどんどん抽出されていくのでリリースしている時間が長いのかなあと。その感応度の長短で、本物と本物でないものが分かれるんじゃないか。

**國枝**　時間による形質的な変化は食べる時にすごく重要だと思います。たしかにリアル感として、私たちにはすでに本物を食べている時の印象がありますから、同様に香りが保て、さらにテクスチャーとか他のものも同じように演出しないと、どこか歪みが出て何かおかしいという印象はもたれてしまう。

## 香りの開発

**岩田**　クセになる味と同じくクセになる匂いの開発もしているのですか。

**國枝**　非常に難しいですけれども、クセになるのはどういう香りかも研究テーマの一つです。たとえば閾値以下の何か刺激物を加えた時、その匂い自体にはあまり違いがわからないけれど、何か使い心地が変わるというような変化が生まれるんじゃないかとか。そういう取り組みはしました。

**岩田** そうすると、クセになる匂いは、開発にトライしているけれど商品化はこれからという段階ですか。すでにクセになる匂いというので売り出しているのもあるんでしょうか。

**國枝** 香料というのは商品に効果効能を謳えないことになっているので、特許とか研究報告はかなりありますが、「クセになる香りを使っています」という表示で商品が出ることはまずないでしょう。

**岩田** フレーバーの場合、自然にあるものを人工的に作ると同時に、まったく新しい香りを作り出すこともありますか。その場合、香りの好き嫌いは個人差が大きいと思いますが、どれくらいの割合の人が好ましいと思えばゴーが出るのですか。

**國枝** まったく新しい香りへのチャレンジは、食品よりむしろフレグランス、香粧品に関して、その意識で頑張る人たちは多いと思います。時代とともに社会を反映し、意外に香水というのは変遷し香調は変わっています。今は結構アジアを中心に非常に多くの香水が一年の間に発売されますが、残るものも少ない。ということでつねに新しいものが業界では話題になります。

**岩田** 食品ではチャレンジがほぼないと。私はコーラなんかそうだったのかなと思ったんですけれど。

**國枝** まったくないわけではないと思います。やっぱり新しいものをつねに探しています、素材として。それが魅力的な匂いであればなおいいのですけれど、なかなか見つけられない。でも海外からみると、日本のたとえば柑橘、ユズなどすごく珍重されていて。日本人にはお馴染みですが海外の人たちには目新しい匂いで、そういうものが世界中で取り合いになるような状態です。

**岩田**　自然由来のもので何か新規なもの、ということで？

**國枝**　はい。天然の物というのは食品の場合は非常に多く使われています。

**岩田**　まったく新しいイメージで作って、これだったら食品にいけそうみたいな感じって。コーラの香りなんか自然界にありました？

**國枝**　何人かの方は勘違いされているようですが、コーラはシナモン・レモン・ライムという、その三つを組み合わせているだけなんですね。なので、人工的なように思えますが素材としては天然の物。でもああいうコーラの匂いになるということです。

**阿良田**　たとえばバニリンなど合成できるようになっていますよね。バニラという手本があって作ったものですが。そうではなくて、化学合成で、試行錯誤していくうちに自然界には似たようなものはないけれど、人間にとって非常に好ましい香りだから食品として売っていこう、というような可能性はありますか。

**國枝**　化学成分でも、それが天然界に存在しているという事実が、まず食品に使う場合には前提として必要になってくると思います。その物自体に入っていなくてもいいですけれど。

**旦部幸博**（医学）　新規に合成された化合物なら、食品に使うためには食品添加物として認められないと使用できません。安全性の問題が確認できないので。だから食品系統では難しいわけで、フレグランスとは事情が違う。

**阿良田**　では、まったく新規なものはちょっと難しいわけですね。

**國枝**　難しいですね。国によって法規も変わってきますし、さらにハラールとかコーシャーとかという宗教的なところもあるので、いろいろな規制があってなかなか気軽に出すというわけにはいきませんね。

**小林**　芳香剤等で他の匂いと組み合わせて特定の匂いを消すマスキングが行われていますが、食品でも同じような方法で、不快な臭いを消したり無臭化するといったことはありますか。

**國枝**　香料会社ではマスキングという仕事は日常的にあります。加工中に出てくるオフノート（オフフレーバー）をいかにマスキングするかはどの企業もやっていて、方法としては三つあります。隠したい匂いよりも強い匂いを上から覆いかぶせてしまう方法。他の匂いとうまく調和させて目立たなくさせる方法。これは臭い匂いを微量入れたら逆にイチゴの感じがリアルになった例も出ましたね。あと化学的に将来それが発現しないようにする方法です。

**小林**　よい匂いを強調することはあっても、食品の無臭化という発想はないということですね。

**網塚**　まったく薫らないということがありえるのかになると思いますが、無臭であることをどう示せばいいのか、ちょっと難しいところです。

## 評価と用語選択

**網塚**　フレーバーホイールを作るということは、評価の基準を設定することだと思います。その評価用語を共通化するために、匂い成分の標準サンプルのようなもので合わせますが、標準に落としこめないものもある。そのような時、サンプルで落としこめた用語と落としこめないものの評価結果は、同等の精度なのでしょうか。

**國枝**　どれくらいのサンプルを評価するかから始まると思います。コーヒーホイールのお話をうかがいましたが、あれも非常に多くのサンプルを評価しているので多様な言葉ができてきます。私たちも同様に、たとえばお茶なら、評価用語をまず選定するのに九〇近くのサンプルを毎日少しずつ試飲して評価用語をあげてもらい、そこから代表選手みたいな候補をいくつか決めておく。で、どの人がそのサンプルを嗅いでこの特徴があるとチェックするかとかリファレンスを蓄積し、どうパフォーマンスが変わるのかと。じつはそういう、データにならないようなデータを取る。相当時間がかかりますが、それをやる。そのなかでコンセンサスを取りながら、となるので、基本的には国内でも国外の人とやる時でも一緒です。ただ国外の人とやる時に問題になるのは言語のすりあわせ、たとえば日本語と英語で同じ意味なのかと。でもリファレンスが一緒の場合には、表現が違っても同じ内容ということで、どちらかに合わせるのが割としやすい。やはりリファレンスがまずあるというのは結構重要かと思います。

**網塚**　たしかにリファレンスが重要です。文化の違いによって、たとえばこの香りはラズベリーだといっても私たちはそう感じないことはありえます。よってリファレンスをそろえていくのは本当に必要だということと、バックグラウンドのデータを十分にとるということ、フレーバーホイールの作り方について、あまりかかわったことがなかったので非常に参考になりました。ただ、リファレンスとして定められないことも相当出てくるかなと。

**國枝**　もちろんあります。

**日部**　コーヒーの場合の具体例について少しふれさせていただくと、最初に提案されたバージョンで書かれていた用語だと、どうしても足りないと考えるコーヒー関係者が多かったらしいです。それもあって、後で別のグループがいろいろ努力し自分たちのフレーバーホイールを提案したという形になっています。

## 缶コーヒーは邪道？

**藤本憲一**（情報美学） 香りが命の商品のコーヒーなんですけれども、構造上考えても、やっぱり缶コーヒーとかペットボトルコーヒーは、長期保存品でもあるし、冷たい状態のもあるし、非常に香りを感じにくい。もちろん、味に溶けこんだフレーバーはあるんでしょうけれど。これはもう香りを軽視したコーヒーともいえそうだけど、これを邪道とみるのか、特殊な進化だとお考えになるのか。

**旦部** なかなか答えづらいですね。実際に何が邪道かわかりませんが、缶コーヒーも一つの可能性だと思うし、ペットボトルも当然そうです。なんだかんだ言っても缶コーヒーの原料は全部コーヒーなわけで、少なくとも混じり物のない本物を、一〇〇円ぐらいでいつでも買って飲める。代用コーヒーしかなかった時代のヨーロッパ人とかが聞いたら、どれだけ贅沢な話かと。そう考えると缶コーヒーには缶コーヒーの存在意義があり、おそらくそれは裾野を広げ本格的なものへの入り口としての意味を大きくもっている。

缶にすると香りが変わるということですが、コーヒーの香りはどうしても淹れてしばらくおくと変化してしまいます。香り成分の2-フルフリルチオールは、コーヒーの茶色の色素と結合してどんどん量が減ってしまうので、抽出液の状態でおくとコーヒーらしい香りが減っていくのは仕方がない。

ですので、缶コーヒーは完全に長期保存品として評価しないといけないわけです。まさに香料会社の方がそれを補うフレーバーを足すとか、そういった戦略も十分考えられると思います。

**國枝**　いまや缶コーヒーは日本の文化として、海外の人たちからも認められた商品として、大きく育っているんじゃないですか。一方で、缶コーヒーはどうしても女性ユーザーが獲得できないといった、長年のジレンマを抱えていて。ただキャップが変わり、缶でも開閉できるようになってからは女性ユーザーも少しずつは増えてきましたが、やっぱり特殊な商材だと思います。

**野林厚志**（人類学）　今のことに関連して。いろいろな豆をブレンドして淹れるコーヒーというのはよくわかるのですけれど、深煎り三〇％と書かれているのは、残りの七〇％は浅煎りなのか。つまり焙煎が違うものを混ぜたコーヒーというのは邪道ですか、それもありなのですか。

**旦部**　ありだと思います。実際ブレンドする時には、深煎りにしないと出ない香りとか味もありますので、それを補ってブレンドするのも一つの技術だと思います。

**藤本**　缶コーヒー独自文化でもう一言。これまた複雑な問題ですが、なぜ中年以降の男性に多く受け入れられたか、あるいはどちらかというと、ガテン（肉体労働）系の男性に受けるか（笑い）。そういうイメージが強いというのは問題でして。これは主にアウトドアで体を使って働く方が眠気覚ましに使う。香りよりも味よりもカフェインに頼って利用するユーザーが多いと。ここのところを狙っていたので缶コーヒーにはやっぱり限界があったのかなと。今はもちろんユーザーを広げているとは思いますし、今後は日本人だけでなく、外国人も喜んでいるということで、新しい文化として大いに期待していますけれど。

**中村和恵**（文学）　文化という面で言うと、やはりジェンダー・イメージに左右されている部分が大きいのではないでしょうか。女性が缶コーヒーを楽しんでいる宣伝の印象が非常に薄いように思われます。

**前川**　缶コーヒーの自動販売機が最初にできたのはドライブインです。タイでもバーディという缶コーヒーを売っていますが、やっぱりターゲットは長距離ドライバーで、この戦略は大成功したようです。そもそも眠気覚まし用に缶コーヒーは開発され、販売されてきたという歴史があるようです。

## 香りはフェイク？ 匂いはモウソウ？

**森光**　香りとは、フェイクともいえるような気がします。「悪意のないまやかし」であり、そこから食文化が形づくられ、変化しつづけているように思いました。それゆえ、とらえにくい魔力があり、心ひかれてしまうのかもしれません。

**旦部**　「香りはフェイク」とは、まさに言い得て妙ですね。焦げ臭いというイメージのものが、いつの間にかおいしい香りというふうに、社会的な認識もすり替わってしまった。それは単に慣れの問題なのか。それともロンドンみたいな場所でコーヒーハウスが流行し、近代的な市民としてみんながそこに通うようになったら、おいしい飲み物として受け入れるようになったと。つまり、よく伏木さんが言われている情報のおいしさで、いつの間にか匂いが香りに変わってしまう、そういう動きですね。

**伏木**　まさにフェイクやと思うんです。ただ、フェイクという以上は、ニセの話を本当らしくするというのがフェイクでしょ。そうすると本当に欲しかったのはいったい何やと。なんで飲むようになったのかと。藤本さんが言った眠気覚ましというのがかなりありますよね。カフェインが覚醒感をもっている。それにくっついているものはみんなおいしくなってくる。それがコーヒーの味になり、だんだんそのなかでいい物を選んでいったら浅煎りや深煎りになっていくと、そういう発展系じゃないですか。

**旦部** その根幹の部分、昔でいう覚醒作用が、今はもう「流行」みたいなのに変わっているんじゃないか。現在はそっちのほうがむしろメインになっているので。

**伏木** そうすると最初に何か原因があって、その香りを、フェイクが通用したところから、ついにはフェイクが独り立ちし、そして文化になっていく。こういうプロセスをへているところだと。

**川崎寛也**（調理科学） メイラード反応の香りというのを考えると、なんでそもそも当時の人が焙煎しようとしたのか、料理的な観点からもすごく興味があります。焼いたものはおいしいという香りの記憶があって、この豆を焼いてみたろかという人が最初に一人絶対いたんですよ。苦味とか覚醒の話もあるとは思うけれど、それだけで説明できない。やはり人間が全世界的に加熱された香ばしさを好むんじゃないか。

**上野（吉）** モンゴロイドに対してだけですが、世界のいくつかの文化で匂いを比較したことがあって、どの文化でも焦げ臭い匂いは特徴的なカテゴリーとして出てきます。この場合コーヒーの匂いを香料として持っていき、それを嗅いで言葉ではなくどう分類するかという行動学的な形で分析しました。するときちんと独立したカテゴリーになり通文化的な反応といえた。これはチンパンジーでは出てこないので、人間になってからの性質だと思う。火を使うという文化的な経験なのか、人間としての生物学的な背景があるのかわからないけれど、いずれにしても焦げ臭い匂いは人間が目を向けてしまう特殊な香りかなと。

**岩田**　「匂いはモウソウ」だ。スパイスは頭脳中心、イメージ産業との視点は面白いと思いましたし、呪術に匂いは欠かせないというのも納得ですが、フレーバーの実態ってなんでしょうか。精神に作用しなんらかの影響を与える複合化学物質？

**中村**　化学物質が精神に与える影響として説明することもできるのでしょうけれど、フレーバーはまずある歴史文化のネットワークのなかで意味を与えられているのだと思うんです。たとえば一部の蟻にはギ酸が含まれていますが、オーストラリアの先住民族はこれを味つけに使う。蟻の幼虫サラダだよと言ったら日本人の多くは嫌な顔をするかもしれない。でもレモンフレーバーだよ、といったらおいしく食べられるかも。フレーバーの評価は味や匂いそのものというよりも文化によって変わってくる。でも評価は固定されているわけではなく、変化する、つまり文化は学べるのが面白いところです。獲得できる好みもある。

他方、匂いは記憶と親和性が高い感覚なので、記憶のなかの匂いをトレースすることが、味と匂いの混ざったところにあるフレーバーの重要なあり方でもあると思うんです。先ほどまったく新規な味を模索するお話がありましたが、消費者が求めるのは記憶のなかの味であることが多いと。新規なフレーバーをよいと感じるには、それが意味を獲得し価値を蓄積していくストーリーが必要ということですよね。

**岩田**　科学的に説明できるところもあり、かつ人間が蓄積してきた体験、歴史からくるものでもあるわけですね。

**佐藤洋一郎**（農学）　結局、「スパイス」「ハーブ」がどのようなものを包含するかで話が変わってくるように思うんです。ユズの場合はどうか、ワサビはどうかと具体的になるとわかるんだけれど。

**中村**　医療と呪術と料理の間に垣根のなかった時代から珍重されてきたハーブ、スパイス、薬味、香辛料、薬草などの分類は、時代や地域、文脈によって大きく変わりますね。非現実的なイメージを実体化する少量の香り高い動植物。スパイスやハーブはそれ自体が比喩なんですね。

**佐藤**　それは結局、言葉の問題になっていくので。文化が違うと一人一人が一つのことを違ったイメージで思っている。厳密に議論するなら何か整理が必要かなと。文学はその周辺の文化的要素を知っているかどうかでずいぶん変わってくるんだろうなと思いまして。

**中村**　まさにそうですね。文学というのはこの場合、書かれていない口承文芸も重要。つまり世界を理解するための人間の一番古いツールです。その背景知識の上に感覚の科学的分析も成立するのだと思います。

**佐藤**　表象としてのヨーロッパと同じように、表象としての日本みたいなものがあるんだなと。

## 匂いと差別

**守屋**　スパイスやハーブの香りが、特定の民族に対する差別と結びついている例はありますか。

**中村**　匂いによる差別は私自身も経験しました。九〇年代中頃にオーストラリアで部屋を借りた時、日本人が借りると醤油臭くなると高齢のアングロ・アイリッシュ系の大家さんに言われて、彼と同年代の東京の大家さんが、韓国人が借りるとキムチ臭くなると言ったことを鮮烈に思い出しました。スパイスではなく発酵食品の匂いですね。フランス人ならチーズ臭い、タヒチ人ならマヒ（パンの木の実の発酵食品）臭い、なのかな。そういうことは、お互い慣れない匂いについて、いつもあることかと思います。

**山辺規子**（歴史学）　たしかに西洋人はかつて日本人を醬油臭いと言っていたのに、最近行っても絶対そうは言われません。今や彼らも普通に醬油を使って寿司を食べるようになったから、知らない匂いでもなく、むしろ好きだったりするから何も言わないわけで。ある種の匂いを「臭い」と感じるのは、自分が知らない、理解したくない、そういう場合にあるかなと。

**中村**　アメリカ北西海岸先住民のユーラコン油、グリーンランドのカラーリックがつくるキビヤック。発酵食品の強烈な匂いは野蛮人＝臭いという偏見を裏書きしてきた。クック船長もマヒ嫌いだったみたいです。ところが慣れるとクセになる。食欲の節操のなさってほんとに面白い。

**伏木**　糠漬けにしても醬油にしても全部が靴下の匂いの共通成分でしょ、あれは明らかに悪臭ですよ。それがたとえば浅漬けのうまさに結びついている場合には「いい匂いだ」となるけれど、結びついていない人には耐えがたい匂いになる。足の裏や汗の匂い、体臭とか口臭、全部そのへんの匂いですからね。私自身は匂いそのものには何も価値観はなく、きわめてニュートラルなものじゃないかと思う。それに対して、自分たちの文化がどんな意味づけをするか。要するに、それぞれの国のもつその匂いに一番近いものに価値があるかないかで、ほとんどが説明できるのではないか。

**藤本**　匂いの生物学的な起源というのは、視覚が届かない遠距離からエサ、敵、同種ライバルという三分類のテリトリーマーキング（糞尿の匂い）を区別するところからくるので、まさに動物界において匂いは差別の道具でしかない。人間も、自分でない何かは「臭い！」と、自己と他者を区別する。個人・ファミリー・部族・国家いずれのレベルでも、とにかく何かを差別する時に匂いが役立つわけですが、これがおいしいに変わるところが、劇的な人間の変化だと思うんですね。ただ人間も動物なんで、匂いが差別の道具になったり、おいしさの誘惑であったりが、まだらに混じり合うところがすごいと思っています。

**伏木**　結局、おいしいものを忘れないように、すぐに見つけられるようにその匂いを覚えているわけで。そうするとやっぱり他者との区別、そのストーリーとほとんど同じ線上にあります。

**上野(吉)**　甘酸っぱい匂いとかは赤ん坊でも嗜好するような反応をしますが、靴下の匂いや腐った匂いを赤ん坊に嗅がしても、さほど嫌わないんです。うちの息子も今五歳ですけれど、毎日パンツ、オシッコ、ウンチって叫んで走っていて、むしろ遊びの対象になっている。で、そのあたりから親がバッチーよと言葉で教え、腐敗臭、発酵臭の区別も文化的に教わっていくと、これは食べちゃいけないと警戒感が強まるということが人間にはあって。チンパンジーなんかタマネギが腐ったような強烈な匂いでも平気で、ヒト以外の動物は腐ったものをことさら嫌うことはない。まさに人間が文化的に発達の段階で身につけて、この文化では納豆は食べるけれどチーズは食わない、チーズは食べるけれどくさやは嫌だと。発酵と腐敗は生物学的には等価なので、そこをどうかいくぐるかということを私たちは文化的にやってきた。

**伏木**　この間、電車ですごく強烈なおならの臭いがして（笑い）、いやーっと思ったら餃子でした。

そう思ったトタンに平気になりました。いい匂いだなと思っちゃった（大笑い）。食文化なんですよ、本当に。

**佐藤**　靴下とか何とかおぞましい物ばっかり出ていますけれど、こういうこともありますよね。ある料亭に行き、さあ和食を食べようと思っている時、隣にすごくきつい香水をつけた女の人がいた。これは悪臭以外のなにものでもない。そう考えると、状況しだいで、しかも自然環境だけでなく文化的な環境が変わると、今までいい匂いだったものがとたんに悪臭になってしまう。匂いにはそういう要素がある。

**守屋**　韓国のお母さんたちは自分で漬けたキムチをよく海外にいる子どもたちに送ります。でもとくにヨーロッパに送る時、到着までに発酵が進んでかなり酸味の強い香りになり「腐敗」と認識され途中で捨てられてしまう可能性がある。日本宛てだとキムチも食べていますし輸送時間も短いからそこまでではないですけれど。石毛直道先生がよく言われる「腐敗か発酵かというのは文化による判断」というとおりです。

それと和食店での女性の香水は悪臭という話、やはり日本の空気そのものが、あまり匂いがないからじゃないかと、私は韓国に行くと感じます。韓国人はキムチを食べ、ニンニク、胡麻油、生のネギと、とにかく香りに溢れたものを毎日三食ほとんど食べているので強い匂いに溢れている。日本だと、洗濯物に香りをつけるとか、体臭を気づかうとか、いろいろなタイプの拭くシートが売られたりしますけれど、韓国にはそういうものがあまりない。聞くとやっぱり人の匂いは気にならないと言います。

## 匂い言葉

**山本**　「においそのもの」を表現する言葉としては、世界的にみてどのようなものがありますか。日本語の場合、「○○のような」と、味覚や食べ物、動植物などにたとえられる表現がほとんどで、唯一「くさい」という言葉以外には思い浮かばないのですが。

**旦部**　たしかに嗅覚と直結した表現は少ないと思います。味言葉に対し、嗅覚にかかわる匂い言葉を考えた時、やはり他の感覚から借りてくる、「甘い匂い」とか、実際の物にたとえる「イチゴのような香り」とか、そういう表現が多い。「香ばしい」は日本語のニュアンス的に加熱と結びついていますが、一応嗅覚に依存する言葉ととらえていいでしょう。また香（かぐわ）しいとか、日本語ではないけれどアロマティック、芳香があるみたいな感じ。それらの言葉は割と純粋に嗅覚に直結している言葉じゃないか。ただし数はかなり少ない。これは匂いに関する言葉の特徴としてあげられるのではないでしょうか。

**半田**　海外にはボキャブラリーの問題として、豊富とか貧困とかあるんですか。

**旦部**　全体的に海外でも似たような傾向だと思います。やっぱり「甘い」とか何かにたとえる言葉が多いのはどの言語でもあって、人間の感覚的なものに根ざしているのかもしれません。

**半田**　そのあたり官能評価とは関係ないですか。言葉で表現するということで。

**國枝**　官能評価の場合は言葉を使わなくても、識別テストとかで物の違いを見分けることはあります。でもやはり物の質というところで、製品開発においてはその匂いがどういうものか言葉で表現することがどうしても必要で、フレーバーホイールでなくてもいいんですが。弊社で関係している国の人たちも、匂いに対して特化した言葉をもっているかというと、だいたい日本人と同じような言葉になりますね。基本的に匂いに特化した言葉はとても少ないと思います。

**伏木**　匂いは言語を介さないで記憶されるといいますよね。たとえば赤。色だったら赤とか緑とか、三原色で表現できるから言語に頼って記憶は可能だろうけれど、匂いは嗅覚の受容体が四〇〇もあってその組み合わせが無数にあるから、記憶しだしたら数十万の言葉を記憶しなければいけなくなってしまう。たぶんそれが無理なんでしょうね。

**江頭宏昌**（農学）　私は在来品種の調査をやっていて、今まで食べたことがない新しい在来品種が時々出てきます。たとえば食用菊なんかは新潟から東北地方に一〇〇種類ぐらいあって香りが全部違うんです。それぞれの特徴をきちんと記述したいという時、その香りを表現する言葉がどうしても欲しいんですが、とても苦労します。食用菊のみならず、キュウリも枝豆もお米もいろんな特徴的な香りがあって、他者と共有できる言語表現があると本当にいいのにと、いつも思っています。

**伏木**　ワインの世界などソムリエの間で共通言語を作っていますよね。日なたの何とか、牛の何とかの匂いとか、干し藁の匂いとか、無理矢理言葉を作ってそれをみんなで共有するしかないんじゃないか。

**中村**　匂いに関する言葉はどうしても詩的になるのだと思います。匂いは他の感覚よりも共感覚的傾向を誘う、視覚、記憶、手触りなどとシンクロして感じられる。聞香という言葉や、連句の匂い付けなども一例でしょう。だから比喩的に語るのが、迂遠にみえてじつは最適な嗅覚へのアプローチ法なんじゃないか。

**旦部**　たとえばコーヒーなら、テイスターたちが集まりいろんなものを嗅ぎ合って匂い言葉を抽出するのが、食文化的には正しいやり方だと思いますが、「化学」から出発する方法もあって。たとえば食用菊ならそれを何点か集めて、ガスクロでもいいから個々の香り成分にもっていければ、その成分がもつキャラクターはすでに言語化されています。「リナロールなら紅茶のような匂い」とかいろんな表現がある。そうして語彙を無理矢理いくつか出すというのも一つのやり方だと思います。

**野林**　東原さんの報告にあったマレーシアの匂い表現の語彙が多様だという話に関連して、私が調査している台湾の先住民族パイワン族の例を紹介します。「臭い」という言葉は一般的に「匂う」という動詞と結びつきます。「生臭い」(→血とか肉)、「焦げ臭い」(→焼きすぎた時)という、食べることに関するもの、「腋臭」「小便臭い」といった人間に関するもの(体臭とは限らない)が多いように感じます。ちなみにアンダマンの民族誌では、人の死を「その人の匂いがなくなる」と表現されています。匂いは目に見えないけれども、その存在を人間にわからせるような、そういうものだと思います。

## 匂いの音楽的側面・絵画的側面

**山田仁史**(文化人類学)　フレーバーは芸術的だと思いました。和音の組み合わせのような音楽的側面、キャンバスに絵の具をおくように合成・開発する絵画的側面があるようです。フレーバリストもそういう感覚をおもちなのでしょうか。

**網塚**　音楽や絵画的なとらえ方をする方もいらっしゃいますが、個人のセンスはこれまでどういう経験をしてきたかにもよると思います。

**早川**　私も視覚（色）や聴覚（音階）で香りをイメージする、ということに興味をもちました。色の場合、その色の典型的な食べ物以外でもその香りを表現されることはありますか。色や音を使って香りを表現するのに、文化圏によって違いはあるのでしょうか。

**網塚**　たとえばナスなら私たちは紫のものを連想しますけれど、白いナスを食べている人たちなら、ナスの風味は白につながるわけで。匂いと視覚は連合学習なので文化によって違います。それが共有できる人にとっては、色の評価は一致してくるのかなと。

**山本**　色と匂いの結びつきで「赤」を思わせる匂いというのは具体的に何をイメージしていますか。

**網塚**　赤い香りの一例はイチゴのかき氷シロップのキー成分です。イチゴシロップに慣れ親しんでいる方なら赤いイメージにつながりますが、そういう商品がないところでは赤につながってきませんね。

**森枝**　さっきから出ている連合学習という言葉がキーワードじゃないか。たとえばリンゴという物体があって、「赤い」とか、「リンゴの香り」という具合になる。それもある種の連合学習ですよね。

**早川**　リンゴの匂いが赤っぽい、レモンの匂いが黄色っぽいというのはそうだろうと思います。それ以外に、物を介さないで色のイメージでいうことはありそうでしょうか。

**網塚**　やはり何かにたとえていて、イメージがそこに埋まっています。たとえばお茶の匂いを嗅いだ時に緑系の色を選ぶとか、ほうじ茶を嗅いで茶色が入るとか。色と匂いと実体験というのは結びついてそうなるのかなと考えています。

**佐藤**　やっぱりそこに文化という枠組みがあって、われわれは緑色のお茶を飲んでいるからそう言うけれども、あくまでもある一定の文化的な枠の中の話だと思いますよ。

## 野菜の匂いと深み

**小林**　この頃の野菜は味も匂いもしなくなったとよく聞きます。野菜の匂いと深みをどう考えますか。

**表**　同じく、匂いが強い野菜が好まれて栽培された時代から、今は好まれなくなって、匂いの少ないものが求められているとのことですが、その背景には何があるのでしょうか。

**森光**　たまたま今回は匂いの悪いほうの話をしましたが、逆にフルーツは匂いが強くなる方向です。

**上野(吉)**　たとえば、お話にあった「白いダイコン」を作り出す意義はどこにあるんでしょう。たしかに食べ物は時代により変化するものですが、かつて弱い意図のなかで「自然発生的」に変わることから、強い意図で「工業生産的」「市場原理的」に変わっていく状況には違和感がありますね。

**森光**　そんなに無理に変える必要があるのかということですよね。ただ白いダイコンは農水省のプロジェクトで、下がっていく生産量と生産農家、他国に依存しなければならない状況を何とかしようと。種を売り出して二年目ですが一〇倍の売上があり、生産を回復するという意味では大きいと思います。

**佐藤**　ダイコンなどアブラナ科の野菜は他家受粉で、昔は一つの「品種」のなかにいろいろなものが混ざっていた。品種に機能をもたせようという試みはごく最近のもので、かつてはこんなに「多様なもの」を比べて食べられることなどなかったわけです。品種とよばれるものも一〇年の単位でころころ変わっていた。

**森光**　雑多な集まりが種だったはずというのはそのとおりです。僕も、みんなが甘い野菜、甘い果物、コシヒカリをと一極化の方向に行くのは怖さがあります。その意味で「日本はこれでいいのか」という疑問はあって。一方で、われわれとしてはどうしても目立つところで、無いものを作り出す魅力がある。まさに種を作る。贅沢な話と思いますが日本の場合は品種を選ぶという食の選択ができる。一つの文化をそこから形成できるわけで、工業的かつ市場原理ですがそれを進めていくしかないと考えています。

**上野(吉)** 今の説明自体は納得しました。ただ、世の中の動きに関してはやはり違和感があります。

**表** 今、動いている方向に行くのが正しいとか正しくないとかじゃなくて、私たち消費者が求めているところなのかなという感じはしますね。

**森光** われわれも自問自答するところでして。「こどもピーマン」でも「子どもを甘やかしている」と言われ、「そんな匂いがしないの、たくあんじゃねえ」と言われて。ただ、無いものを議論することと、あって選択できるのと、どっちが豊かかということです。

**半田** 野菜の嗜好調査でも「好き」の五位にもトマトが入っていましたから、青臭いのがもう抜けてきたということですね。

**森光** まさにそう、トマトが高糖度化して、フルーツトマト系のものが主流になっています。

**上野(吉)** 誰でも甘いものが好きで、実験するとサルだって天井知らずに好むから、そういう方向に行きやすいのは確かでしょう。ちょっと話がずれるけれど、たとえば今年の流行はパステルカラーの緑ですよと、世の中の人が好んでいるわけではなく、じつは業界が決めている。食べ物の香りもそういう形で作られていくんだとすると、やっぱり違和感があって嫌だなあと思いますね。

**前川**　野菜の匂いが薄くなり、味も薄くなって甘くなってくるのは、生のままで食べるようになったからだと思うんですよ。そうすると食べやすいように苦味がなくなる。一〇〇年前、日本人が食べていた野菜は漬け物にするか煮るかだから。でも日本人が今、匂いのないものばかり好むようになったかというと、とんでもなくて。ニンニクにしても消費量は昔よりかなり多いだろうし、スパイスやハーブ類の使用もすごく増えていると思う。チーズにしても、かつてのプロセスチーズしかなかった時に比べれば、臭いチーズもうまいと思って食べるような時代になった。全体的に無臭化社会になっているという認識はやっぱり誤りで、消していく方向と増えていく方向の両方がある。

## 人工的フレーバーは腸内細菌を騙せるか

**前川**　「匂いの好み、嫌悪は後天的なもの」という説が出ましたが、それで食べ物の好き嫌いの説明がつきますか。兄弟姉妹で好き嫌いに違いがあるのも後天的というあたりの説明を、もうひと押しお願いします。

**伏木**　先天的でないというのはほぼ正しいでしょう。後天的ということは逆にバラツキが起きるわけで、何と一緒に食べたか、どういう環境で食べたか、さまざまなことの結果が好き嫌いに反映するからバラバラになる。遺伝的に双子の実験ときょうだいの実験は少し違って。きょうだいの実験は、同じ家族で暮らしていてもやはり友だちが違ったりイベントが違ったりしてばらつくことはある。後天的かつそれが固定されるわけではなく、いろいろな形に変わっていくというとらえ方が正しいんじゃないか。

**前川**　後天的な環境によってというのはわかるけれど、兄貴はトロロが大嫌いで弟は大好きという場合、同じ家庭で両親ともに好きで、なんで嫌いな子どもができるのか。後天的な理由をもう少し。

**伏木**　好き嫌いの固定に関して割と大きな話で、味覚嫌悪学習というのがあります。幼い頃が多いですが、食べて気持ちが悪くなった、下痢をしたという経験があると、その直前に食べたものが嫌いになる。大阪大学（当時）の山本隆教授の実験があって、嫌いなものを調べると、やはりこれらが大きな原因になっているみたいです。そのイベント自体は忘れていてもなぜか嫌いというのは残る。

**山極寿一**（動物学）　ところで、いい匂いと悪い匂いのどちらが他者と共有しやすいんだろう。

**伏木**　どちらが共有できるか僕は調べたことがないし、あまり読んでいないですけれど、印象としては悪いほうが共有しやすいんじゃないですかね。

**山極**　今回は微生物の話が全然出てこなかったんだけど、腸内細菌とか、口の中にいる微生物とか、人間は微生物との共生体だという話が最近は出てきていて。好みについても、口で感じ、胃・腸で消化する、そういう外部の消化器系によって食物を取りこんでいるわけだから、人間だけで感じているかどうかは疑問かもしれない。そうすると、腸内細菌をも人工的なフレーバーは騙せているのか、どうだろう。

**伏木**　腸内細菌の研究は最近すごく進んでいて爆発的な研究成果もあり、流行っているといろんな説が出てくる。たとえば肥満や痩せも腸内細菌である程度制御できるとか。たぶんおっしゃるように、口と脳を騙せても腸内細菌は騙せないかもしれません。ある程度の判断を脳が下したとしても、腸内細菌はそうはいかんぜと言うとるかもしれなくて。もう少し様子を見てみないとわからんところがある。

**網塚**　匂いの共有というところでは、フレーバーを作る時、嫌いな匂いは結構作りやすいと感じます。なぜ嫌いか特徴をとらえ具体化できるので。私は発酵臭に弱くて乳製品が苦手なのにヨーグルトのフレーバーを創れといわれた経験があります。そうすると、こういう点が嫌いというポイントを押さえればいいと逆算できる。創ったら意外と評判がよかった。いい匂いはなぜよいのかなかなかとらえにくいところがあります。

**山極**　じつは昔、私も恩恵に与ったことがあるもので、酎ハイにバナナのフレーバーをつけて、ゴリラの絵を描いて、結構売れるぞって感じで発売した製品があります。けれどあまり人気が出なかった。バナナの香りはすごくよかったんだけれどね。つまりいいフレーバーがあっても、それを飲料につけただけでは人気商品として成立しない。何かプラスアルファの要素があるんじゃないか。たとえばチェリーコークはアメリカではいまだに売れているけど、日本では売れないですよね。あれは、なんでなんやろと。

**網塚**　人気商品は、フレーバーがいいから売れるかというとそれだけでもない。マッチングがよければ売れる可能性は高いけれど、じつは消費者がその商品に触れている時間が長いかどうかも重要です。ちょっとクセがあって嫌だと思っていても、飲んでいるうちにおいしいと思って買っていく、そのプロセスもあり、人気商品になるまで育てられるかというのも一つのポイントになってきます。

**山極**　フレーバーを作る技術とは違って、流通に乗せる、さっきのパクチーと同じような、何か情報戦略みたいなものが加わらなきゃいけないということなんですか。チェリーコークが日本で流行らないのは、やっぱりアメリカと日本で販売戦略が違うのか、消費者の嗜好が違うのか。

**網塚**　匂いの慣れが結構大きいと思います。日本でのコーラ飲料は赤い缶か青い缶か、あくまでコーラ飲料の匂いはあれだと思いこんでいて、違う匂いには違和感をもってしまうのかなと。アメリカだとラインナップが揃ったなかの一つのアイテムと認識され、受け入れられるからではないか。

## 「赤ちゃん臭」は愛おしい

**表**　匂いの好き嫌いは後天的とのことですが、「赤ちゃん臭」はいい匂いに感じるという経験があります。赤ちゃんのウンチは臭くありません。母親や種を保存する動物としての人間の「本能」かとも思いますが、無臭が好まれる時代は、子育てを忌避する時代かもしれませんね。

**伏木**　過激やなあ。子どものウンチって、やっぱりミルク飲んだウンチやから実際そんなに臭くないですよね。それよりも、可愛い子どもの排泄物というのは、隣のオジサンの排泄物に比べたら、ずっと可愛いんじゃないですか（笑い）。匂いがどうかよりも、それがどこから出てきたかのほうが大事やというので、背景にある好き嫌いが匂いに影響している、というので説明できる話ではないかと思います。

**山極**　赤ちゃん臭がいいのは微生物のせいだという話があって。体の回りにいる微生物叢が、老人臭とも関係しますが、歳をとるごとに変わっていくわけですよね。赤ちゃんは出てきたばかりで微生物が盛んに働いているので、体臭が非常に好まれるようになっているという話を最近聞いた覚えがあります。

**東原**　うちで赤ちゃんの匂いの研究をやっていまして、赤ちゃん特有な匂いがあるかを分析したところ、やっぱりあるんですね。それが何かはちょっと言えないんですけれど、数種類あります。

**表** 他人の子どもでも、産んだことがない人でも、いい匂いだと複数の人から聞いたことがあるので、遺伝子か何かに組みこまれているのかなあと勝手に思っていました。

**東原** 男女差もじつはあります。男の赤ちゃんと女の赤ちゃんの匂いの違いもあります。

**上野(吉)** 赤ちゃんの匂いはそうなんですが、一方で加齢臭が臭いというのは、じつは文化的・後天的に作っているもので。たとえばおばあちゃん、おじいちゃんのいい思い出があれば、加齢臭が必ずしも嫌悪臭ということはない。「ああ、おじいちゃんの匂いだ、楽しかったよね」と。そういう意味で、嫌いな匂いというのはそう簡単にはない。赤ちゃんの匂いは、生得的に群として守らなければいけないという生物学的な機能があると考えるほうが、リーズナブルだろうとは思います。

**半田** 無臭が好まれる時代は子育てを忌避する時代かもしれないという大胆な仮説については、表さん、……すごいですね（笑い）。

**表** 匂いだけではなくて、すべてのことにおいて、そういう時代がきているのかなと。

## 匂い表現は文学の領域?

**上野誠**（文学） 匂いというものは個人差が大きく、しかもさまざまな過去の体験と錯綜しながら、多対多で結びついている。これほど言語化しにくいものはありません。しかし、言語化しにくいからこそ、さまざまな体験を記憶のなかから引っ張り出すことができる。そう考えると、無理に無理を重ねて、シソーラスにするという行為は、あまり生産的とはいえません。言語化しにくいことが大切なんですから。文学者としてコメントすると、「匂いの記憶」は言語化されない。しかし、それを言語化するところに言葉の宇宙があり、そこからは文学の領域に入ると思います。言語化できないものを言語化するところに、想像・創造性があると思うのですが。

**伏木**　最後は文学的なという流れはやっぱりあると思います。それがどういう形で顕在するか、ちょっと僕にはわかりませんけれど。

**旦部**　コーヒーのテイスターは、基本となる言語は共通化していますが、それ以外の表現を使うことにも割合積極的です。ただし、それがその場にいる人すべてに受け入れられるとは限らない。これは一つの単語とか一つの比喩を例にした場合ですけれど、もっと文学的な表現になると共有されるかどうか。実際の物があると共有されやすいというパターンはありうると思います。

**東原**　ワインでも同じことで、言葉にするとある程度主観的になってしまい何が客観的表現かと。たとえば國枝さんが話されたＱＤＡ（官能評価法）でも、客観的にと思いながらどうしても主観的になる。香りを主観と関係なくデコーディングするのが究極の目的で、それを今うちでやっています。脳波とファンクショナルＭＲＩを使い、ある香りを感じた時その人がどう思ったか、言語と切り離し快・不快とか含めてデコーディングできるようになると、たぶん一歩進むんじゃないか。次のステップとして、それがどういう意味をもつかまで迫れれば、かなり客観的評価ができるようになる。やはり言葉だけではもう限界があると。

**伏木**　僕もそう思うんですが、逆に、「雨の日の日曜日の午後の、けだるい羊羹」を作れと、何か文学的なところから「モノに落としこめないか」というような要求が、これから出てくるんじゃないですか。

**東原**　それがですね、脳波とかとっていると、こういうイメージと自分は思っていても脳波は違った判断をしているケースがあるんです。だからそこのところは本当に曖昧で、匂いに対して感じていることというのは。たぶん今後の研究でもう少しはっきりしてくるんじゃないかと思います。

**國枝**　使い分けが必要じゃないでしょうか。ふだん私たちがコミュニケーションをとるには、やはり言葉が重要です。たとえば香料会社では、お客様からの依頼は非常に文学的表現が多いんですね。それを単純に営業が聞き、こういうものと告げられた時、フレーバリストやパフューマーにそれを解釈するだけの言葉のセンスがないと、とんでもないことになってしまうわけで。一方で、私たちも脳波とかとってフレーバーの設計をやっていて、たしかに自分のイメージと実際の体の反応は必ずしも一致しません。そうすると、その香りの機能としてヒトにどう作用するか、本当のイメージを大きな概念として摑むには言葉だけでは無理で、生理的な反応もきちんと見なければならず、数量化しないといけないと思っています。

**川崎**　僕は文学的な表現も必要な場面があると思っています。フレーバーホイールは、プロの間の会話ならそれで通じる。ソムリエ同士はそういう特性用語でやっていけばいいけれど、お客さんには伝わらないしワインを頼む気にならない。もっと文学的に、自分の感情が動かされるような表現をソムリエからされたら、「飲んでみたい」となると思うので。客に対してとプロ同士で分けたほうがいいんちゃうかな。

**國枝**　今言われているのは、プロが分析的な視線でみた時の表現ですけれど、魅力的な品質が設計された商品ですよという時には、消費者側の感情に訴えかけるような表現でなければなりませんよね。

**半田**　そうなんです。昔、京都の日本酒業界に日本酒の言語化みたいなものを体系化して売りこもうという企画をやりかけて、結局しんどそうなので諦めました。去年から香りについては成分濃度の数値化を分析機器を入れてやりだしたみたいですけど、言語化のほうは、やめてよかったなと思っています。

**佐藤**　上野（誠）さんが言われた文学的という意味は、「草原を渡る何とかの風」とか、そういう曖昧なことで表現してもいいというんじゃなくて、大事なのは、言葉にはなかなかなりにくいものをちゃんと言葉として表現し、次の世代や自分たちの社会にいる他者、あるいは異文化の人たちに対して、少しでもそれを正確に伝える、そういう努力をしようということじゃないですか。もちろん数値化も反対ではないし、脳波やいろいろ測るのも反対ではありません。どんどんやったらいい。でもそれをやったからといって、たとえばワインを飲む人がどういうふうに感じるか、感じているものと言葉の間にはやはりギャップがある。だから、文学だから曖昧とか、そういうのはそろそろ卒業して、もっと文化の総体みたいなものをどううまく表現するか、そこにつなげるための砂を嚙むような努力を放棄してはいかんと、そういう意味合いだと感じました。

## 食文化のなかの匂い――ＡＩ・グローバル化・無臭化

**半田**　討論を締めくくる形で、食文化のなかでの匂いの位置づけ、将来についていかがですか。

**岩田**　香りの開発はそのうちＡＩに置き換えられますか。それとも最後まで人間の手に残るのか。

**南**　将来、匂いはグローバル化していくのでしょうか。本来匂いはニュートラルなもので先天的な優劣はないが、後天的な学習によってそれが生じ、食物・料理のレベルでは個人・集団的な好悪が出てくるというお話でした。これが国・地域の食文化になるわけで、匂いは「国民料理」の重要な構成要素といえます。ならば、今後グローバル化が進むとこうした国・民族などによる差異は縮小するのか。あるいは世界中が「無臭化」していくのか。

**半田**　では、今後のＡＩの普及やグローバル化の進展、無臭化といったことについて、発表者の方から一言ずつお願いします。

**東原**　匂いの感じ方は、嗅覚受容体遺伝子の多型、経験や育ち、体調に影響されます。すでに嗅覚受容体遺伝子は全部わかり、食のなかにどういう匂いがあるのかもある程度わかってきてマトリックスは作れています。多型がどう影響するかも作られ、そこに経験や文化という情報がのっていけばいい。あと脳波とかのデータも全部合わせれば、ある程度この人はこういう香りを好み、これは好まないと予想できる時代はくると思います。グローバル化のほうは民族差がすごくあって、そういう意味ではユニバーサルなグローバル化というのは難しいですね。それは民族によって変えていかないといけない。無臭化は進んでも完全に匂いがなくなるわけではないので、本当の意味での無臭化にはならないです。本当に無臭になったら、人間はたぶん死亡率が高くなっていくので、あまりよろしくないですから。

**上野(吉)**　グローバル化とＡＩについては基本的に同じように考えていて、あるレベルでならＡＩでかなりのことができてしまうと思う。でも美しさをＡＩで一〇〇％作り上げられないのと同様に、匂いの世界をある程度押さえられても、それを超えたところに人間はかかわらなきゃいけないと思うので、私自身はそうならないと思いたい。無臭化についてはそうならないんじゃないか。なぜかというと、かつては汗臭い人間が多いなかで香水は非常に貴重で、それをつけると金持ちだステイタスの高い人だと思われていたのが、今、誰もが香水をつけられるようになると、むしろ匂いがないのが格好いいという世界になっているだけで、みんな匂いがなくなったらきっと匂いがあるのが格好よくなると思うので。

**國枝**　無臭化という点に関しては、もう長く無臭化に傾倒していた時代は一応終わったかなと。これからは匂いをどう使うのか、身近にどうやって接していくのか、というところになると思っています。グローバル化というのは、私もＡＩである程度のこと、レシピとかから新しい匂いとか、どういったものが誰に好まれるのか、おおまかなところは予測がつくと思いますが、ただしそれが個人個人で本当に好むものか、どこまでＡＩが役に立つのかという点については、ちょっと疑問があります。

**日部**　僕はコーヒーのことしかわからないのでコーヒーに関してのみで。まずコーヒーの小売りの評価・鑑定法はグローバル化されつつありますが、あくまでアメリカングローバル、アメリカ中心的な価値観です。そのベースはやはり市場原理ですね。そのコーヒー業界の団体が科学者の団体と、今すごく結びついているので、当然ながらＡＩ化に関する研究も進んでくることになると思います。コーヒーでは無臭というのはありえないんですが、匂いを消す、個性を減らす方向に動くかというと、それはないだろうと。むしろ品種や焙煎法を変えることで匂いに個性のある、バリエーションのあるものを作るのが今のトレンドになっています。

**森光**　皆さんがおっしゃるようにビッグデータはツールであって、日本人は少なくともツールとしてＡＩは使うけれど、ＡＩに感性とか執着ができない以上、やはり人間が作り出すものであると。グローバル化の話で考えても、文系理系関係なく、それを超えたところで皆さんの監視の目が必要であり、無臭化に関しても、やはりそれが正しい方向に行っているか、みていかなければならない。

**網塚**　ＡＩについては、ある程度の処方箋はできると思います。でもエポックメーキングというか、外した香りをＡＩは作り出せるのか。フレグランスの知識を取り入れて、自然界にない匂いをフレーバーに落としこむ。たとえばイチゴかき氷シロップはイチゴの香りかといわれると全然違う。そこにはやっぱりフレーバリスト、パフューマーの感性がある。その閃きのところがどこまでＡＩでできるのか、技術発展をみてみたいと思っています。グローバル化の例はコーラ飲料ですね。販売力とブランド力が大きく、成功している例だと思います。しかしグローバル化できるものとあくまでもドメスティックなものとはあるでしょうね。無臭化については、無臭化社会って面白いんだろうかと。個性を消していって結局自分は何なんだ、というところになってしまうのでは。むしろ個性を発揮したらいい。発信力のある人が、こういう匂いが面白いとＳＮＳなどで言ったらワッと広がることもありえるんじゃないか。

**伏木**　基本的に、ＡＩが完璧に何かを作り出すというのには、私はちょっと懐疑的なんです。人間のティーチャーがなければゴールがないわけで。すごく近い、それらしいところまでは完璧にいけるだろうけど、最後の部分、まさに閃きとか崩しとか、あるいは遊びというあたりに、ＡＩはたぶん届かないと思っています。だから、大多数の人に好まれて会社的なオーケーまでは絶対いくと思うけれど、その後のところには踏みこめない。踏みこんできたら、また人間がガッと外すと。

グローバル化に関しては僕は割と早く進むんじゃないかと思う。なぜなら人がどんどん交わっていけばすぐに慣れてしまい、取り入れようとするでしょうし、人はいろんな違う場所のものを味わってみたいという貪欲なところがありますから。これは人の行き来に依存するでしょうが、人の往来があればあるほど、早くなるほどグローバル化は自然に進むんじゃないか。

無臭に関して、私は無臭の時代はまだ続くと思うんですよ。それは身を守るための無臭という意味では無臭じゃないんだけれど。自分を限りなく無臭に追いやり、オーソライズされた匂いを身にまとう。あるいは、みんながいいと言うものを食べるとか。そういう形で、自分は仲間外れじゃないと、身を守るための、じつは心は無臭だけれど、外側は非難されない匂いをまとっている。こういう社会になっていくんじゃないかというふうに思っちゃっています。

**半田**　総合討論ということで、匂いと味覚の関係や嗅覚と回想、香りの開発、匂い言葉、食文化のなかの匂い、匂いのゆくえ等々、幅広い論点についてご議論いただきました。個人的には、まだ「無臭化」という現代社会の行く末と深層が気になりながらも、食に関しては、今後も料理や食材、香料の開発や研究に携わる人たちによって、新しい香りや匂い言葉が創造され、食文化がさらに豊かになっていくに違いないと思っています。

# 「匂いの時代」を考える文献

執筆者による推薦・解題により構成（各解題末尾に推薦者名を記す）。
※（　）内は刊行年、サイズ（高さ）、総ページ数。なお、総ページ数のコンマで区切られた数字は別付ノンブル部分。

■青葉高著『日本の野菜文化史事典』
八坂書房（2013：21cm：499p）
日本の食文化を支える百種あまりの野菜について、来歴から栽培、文化的背景などが詳説されている。分類別に代表的な野菜が網羅され、ピーマンは五一－五七頁、ダイコンは二一七－二三〇頁に記載がある。**（森光）**

■上野吉一著『グルメなサル　香水をつけるサル――ヒトの進化戦略』
講談社　講談社選書メチエ（2002：19cm：210p）
サルからヒトへの進化を味覚・嗅覚から解説。ヒトにはどこまで動物が内在しているのかを匂いの面から指摘することで、匂いとは何かを知る手がかりを与えている。**（伏木）**

■日下部裕子・和田有史編『味わいの認知科学――舌の先から脳の向こうまで』
勁草書房（2011：20cm：230, 35p）
匂いは味わいの感覚をもたらす重要な因子であるが、匂いの他にも多くの感覚が相互に作用して味わいを構成している。本書は嗅覚と味覚、食感などの先端の認知科学を基にして、それらの総合的な把握が、心理学、食の文化、消費者行動などを考える基盤となることを解説している。**（國枝）**

■熊倉功夫・伏木亨監修『だしとは何か』
アイ・ケイコーポレーション（2014：26cm：286p）
日本のだしをテーマに、匂いと味の実態を歴史・文化・調理科学の視点から解説しており、匂いと料理の結びつきを理解する教科書として好適。**（伏木）**

■コルバン、アラン著（山田登世子・鹿島茂訳）

『新版　においの歴史―嗅覚と社会的想像力』
藤原書店（1990；22cm；390p）
匂いがなぜ軽視され排除されるようになったか、その歴史から始まり、現代社会における匂いの問題について議論され、嗅覚の意味が再考される。**（東原）**

■斉藤幸子・小早川達編『味嗅覚の科学―人の受容体遺伝子から製品設計まで』（食と味嗅覚の人間科学）　朝倉書店（2018；21cm；253p）
味覚嗅覚の科学について心理から関連分野まで幅広い最新情報・トピックスを網羅。専門的な内容も含んでいるが、匂い研究の科学的な基盤を知りたい人にお勧めする。**（伏木）**

■阪上雅史編『嗅覚・味覚障害の臨床最前線』（耳鼻咽喉科診療プラクティス12）
文光堂（2003；26cm；220p）
臨床家の日常診療に役立つ嗅覚受容における基礎研究の知見と、自験例のデータに基づく嗅覚障害の診断と治療が紹介されている。**（柏柳）**

■相良嘉美著『香料商が語る東西香り秘話』
山と渓谷社　ヤマケイ新書（2015；18cm；229p）
主に海外における香料原料生産の歴史や香料会社の勃興・衰退をまとめている。現在はフレグランスとみなされているものが、過去はフレーバーとして使用されていることを解説するなど、匂い文化の変遷を知ることができる。**（網塚）**

■シェファード、ゴードン・M著（小松淳子訳）『美味しさの脳科学―においが味わいを決めている』　合同出版（2014；20cm；353p）
食物の「風味」は脳によって生み出される「創造物」であるととらえ、「風味の科学的解明を目指す新たな試み」であり、「脳がにおいのイメージを生み出すメカニズムを追い続け」る「ニューロ・ガストロノミー」について解説している。**（上野）**

■高田公理責任編集『特集：におい』（vesta 98号）
味の素食の文化センター（2015；26cm；76p）
匂いに関する文化、生理について幅広い食の文化を基盤に編集されている。「匂いの時代」の文化的側面を

知るために必読の書。（伏木）

■田口護・旦部幸博著『コーヒーおいしさの方程式』　NHK出版（2014；21cm；175p）
焙煎技術者と理系科学者双方の知見をすりあわせながらコーヒーの香味をコントロールする方法を論じた一般書。香り成分の経時変化を可視化したフレーバーチャートを掲載。（旦部）

■旦部幸博著『コーヒーの科学―「おいしさ」はどこで生まれるのか』　講談社　講談社ブルーバックス（2016；18cm；317p）
コーヒーを題材に、主に植物学、化学、医学など理系科学の各方面から解説した一般向け総説。香味を感じるヒトの生理機構や、コーヒーの香り成分に関してまとまっている。（旦部）

■ツァラ、フレッド著（竹田円訳）『スパイスの歴史』（「食」の図書館）　原書房（2014；20cm；187p）
黒胡椒、シナモン、ナツメグ、丁子、唐辛子を中心に、古代の伝説からスパイス産業まで、豊富なイラストや図版とともにコラム形式で解説する、コンパクトな導入書。（中村）

■東原和成・佐々木佳津子・伏木亨著（鹿取みゆきナビゲーター）『においと味わいの不思議―知ればもっとワインがおいしくなる』　虹有社（2013；19cm；339p）
匂いの感じ方には、複数の匂い物質が相乗効果を起こす時と抑制しあう時が組み合わせごとにあると本書から学び、料理の中の組み合わせや料理と飲料のマリアージュにおいて匂いの組み合わせをどう解釈し経験データに蓄積すべきか、考えるきっかけとなった。（生江）

■東原和成ら著『ワインの香り―How to describe aroma of wine：日本のワインアロマホイール＆アロマカードで分かる！』　虹有社（2017；26cm；95p）
ワインの香りについて学びながら、香りを感じるしくみもわかる。ワインに含まれる匂いカード（一二枚）

付きで、匂いを混合していくといろいろな香りになることが体験できる。**（東原）**

■東原和成編『化学受容の科学―匂い・味・フェロモン　分子から行動まで』化学同人（2012：26cm：16, 251p）

嗅覚や味覚など化学感覚に関して、匂い、フェロモン、味物質レベルから、それらの受容体、情報伝達、脳神経回路、行動レベルまで科学的知見が網羅されている。**（東原）**

■外池光雄編著『香りと五感―香りで五感の機能と有用性を増進する』フレグランスジャーナル社（2016：26cm：188p）

「五感の特性と香りのクロスモーダルインタラクション」の項で、五感による香りの受容感覚への影響とともに香りによる他の感覚情報の受容への影響が説明されている。**（柏柳）**

■中村和恵『地上の飯―皿めぐり航海記』平凡社（2012：20cm：189p）

各地で出会った食べ物の話を入り口に、ローカルな知流のネットワークとして世界をとらえなおす試み。パンの実にも蛾にも人肉にも、それぞれの土地での必然がある。**（中村）**

■新村芳人著『興奮する匂い　食欲をそそる匂い』（知りたいサイエンス）技術評論社（2012：19cm：303p）

遺伝子の解析が急速に進むことによって、嗅覚の世界の理解も大きく広がっている。そうした遺伝子研究をもとに、匂いがどのように受けとられ、さらにどういった働きをするのかを平易に説明している。**（上野）**

■ハーツ、レイチェル著（前田久仁子訳）『あなたはなぜあの人の「におい」に魅かれるのか』原書房（2008：20cm：275p）

ふだんの生活でかえりみられることの少ない嗅覚が、配偶者を選択したり、「プルースト効果」とよばれる記憶にかかわる現象に関与しているといったことから、じつはほとんど意識されることはなくても重要な働きをもっていることを説明している。**（上野）**

■長谷川香料株式会社著『香料の科学』
講談社（2013：19cm：238p）
香料とは何かから始まり、文化史・科学技術・匂いのバイオサイエンス・法規等を網羅している。香料の全体像を素早く把握するのに最適な一冊である。（網塚）

■伏木亨著『味覚と嗜好のサイエンス』（京大人気講義シリーズ）
丸善出版（2008：19cm：168p）
「香り自身は平等であると考えられており、それがうまいかまずいかは幼児期からの食体験や希少価値などの情報、栄養価値などが大きく影響する」という著者の指摘は、おいしいものは自己の経験の記憶に基づくものと解釈でき、自らの料理作りに役立てている。（生江）

■前田安彦著『漬物学―その化学と製造技術』
幸書房（2002：21cm：371p）
速醸漬け（液体漬液によるたくあん漬）の開発者である宇都宮大学・前田名誉教授らの研究成果がまとめられている。漬物の歴史から品質管理、製造、加工に関する四部構成となっている。とくに、化学的成分変化に関する解析は、この研究グループの大きな成果である。（森光）

■水谷仁編『感覚―驚異のしくみ』（Newton別冊）　ニュートンプレス（2016：28cm：176p）
匂いや味などの感覚の受容から信号伝達、関連するトピックスなどを豊富なイラストを駆使して解説している。感覚に対する総合的な理解を助ける好著。（伏木）

■宮尾茂雄著『漬物入門（改訂版）』（食品知識ミニブックスシリーズ）
日本食糧新聞社（2015：18cm：208p）
漬物加工業界に関する幅広い内容を網羅している。製造に関する器具や機器、衛生管理と流通にいたるまでを解説している。日本で起きた食中毒事件も解説されており、日本の漬物全般の歴史を把握する入門書といえる。（森光）

■ライト、ジョン著（藤森嶺・和智進一・寺本明子・相根義昌訳）『フレーバー・クリエーション』

講談社（2014；22cm；414p）

フレーバー原料の香気特徴や代表的な香調に必要な要素の解説がされており、各国別に嗜好性の高い香調の比較にも言及している。詳細にフレーバー創りのエッセンスを知ることができる。**（網塚）**

■『特集：嗅覚とその障害26（JOHNS　33巻2号）』　東京医学社（2017；26cm；120p）

嗅覚障害、嗅覚障害の診断、各種疾患と嗅覚障害、嗅覚障害の治療に関する最新の知見を網羅している。**（柏柳）**

■Flament, Ivon 著『Coffee Flavor Chemistry』Chichester: John Wiley & Sons,（2002；26cm；12, 2, 410p）

過去の科学文献を網羅的に調査し、コーヒーの揮発成分九八六種類について、化合物名、分離されたコーヒーの種別、香りの特徴などをまとめた文献資料。**（日部）**

■Reinarz, Jonathan 著『Past Scents: Historical Perspectives on Smell』（Studies in Sensory History）
Urbana and Chicago: University of Illinois Press（2014；15cm；296p）

人類学、宗教学、ジェンダー論、階級論、エコロジーと多様な分野の研究を統合し、人間社会における嗅覚の役割を総合的に考えようとする医学史研究者の野心的な試み。イギリス近代を核に、古代から現代、悪臭や疫病から香水やデオドラントまで、話題豊富。**（中村）**

# あとがき

編者　伏木 亨

「匂いはフェイクである」

フォーラムの討論中に発せられたこの言葉に象徴されるように、匂いは私たちの感覚を自在に操るまでに先鋭化しようとしている。匂いの研究や産業への応用の進歩は著しい。

匂い受容のメカニズム研究が急速に進展したという、きわめて「理系的」な事件が発端となって、食の文化にかかわる匂いの議論に大きな影響を与えることになった。これまで「味と匂い」のように一括して語られてきたことが、じつはまったく性格の異なる二つの化学感覚の相互作用や、ときには脳の錯覚の産物であったことが明らかにされた。さらに、私たちの食文化が、味よりも匂いに強く影響されていることも驚くべきことであった。

フォーラムの名物である総合討論は一回が三時間近くになることもある。これが短く感じるほど匂いの話題は尽きなかった。私たちの嗅覚がもたらす感覚が、生得的なものか学習されたものかという点も議論を呼んだ。食の文化の成立や変化を考えるうえで、非常に大事な出発点となる概念である。時代は無臭に向かって進んでいるのではないかという不気味な指摘もあった。匂いは要注意である。

本書では表現できなかったが、フォーラムのなかで専門家によるフレーバーの識別の研修や、ワインと料理のマリアージュなど、感覚を総動員する実験も行われた。匂いの時代の到来を体感させられたフォーラムであった。

毎回、目が回るように展開するフォーラムであったが、多彩・多忙なメンバーが集まったこともあって、本書の原稿の仕上がりは遅れが続いた。編集を担当していただいたドメス出版の夏目恵子さんの粘り強さと剛腕がなければ、このフォーラムはフェイクに終わってしまったかもしれない。極暑のなかの編集作業に深く感謝するとともに、無事に出版されたことに正直安堵している。

## 二〇一七年度食の文化フォーラム「匂いの時代」開催記録

第三六年度「匂いの時代」主催者挨拶（要旨）―二〇一七年六月一七日開催時―

公益財団法人 味の素食の文化センター理事長　伊藤雅俊

皆さんお早うございます。食の文化センターの伊藤でございます。本日は食の文化フォーラム会員の皆様、オブザーバーの方を含めまして、たくさんの方々にご参加いただいております。改めてお礼を申し上げます。

本年度のフォーラムのテーマは、「匂いの時代」です。この「匂い」という字の周辺には、たくさんの類した漢字があります。香料の香、香りから始まり、「薫」、これも香りであります。また、香（かぐわ）しいというかおり。美しい、芳（かんば）しいというかおりもある。一方で、臭（におい）いと書きますが、くさいとも読む、臭という字。これらは、日本人の感受性の高さだと、感じられると思います。

味の素社は、匂いの研究をしています。いい匂いが専門ですが、そこに嫌な匂いをちょっと加えるとよくなることがあるということを聞きました。また、味覚の研究は、創業以来、長く、深くやっていますが、五つの基本味だけでは、あまたある食材の味の違いは、説明できません。たとえば、ラズベリーとブルーベリーは、基本味だけでは、ほぼ同じです。それぞれ三〇〇もの匂いの物質と味がまじわって、味の違いが作り出されると聞きました。実際に違うのは、わずか二、三の匂い物質だそうです。匂いは、味覚の重要な一部です。

一方で、匂いは食用途以外にも人間が生きるための重要な部品で、他の生物にとっても欠かせないものだということで、一年間のフォーラムを通じて、食品や食文化における匂いの位置づけと、役割の重要性などについて、理解を進める素晴らしい機会になるのではないかと思っております。

多様な観点からの活発な議論と論争、やり取りが、人びとのより豊かな食文化の形成につながっていくことを、確信しております。どうぞ、今日一日よろしくお願いいたします。

## 二〇一七年六月一七日（第一回）「嗅覚の力」

午前10時　開　会　事務局

10時5分　オリエンテーション　コーディネーター　伏木　亨

10時10分　主旨説明　東原　和成

10時30分　「においの遺伝子と脳」　柏柳　誠

11時30分　「においと医学」

（昼食）

午後1時30分　「匂いが伝える情報——動物の匂いとコミュニケーション」　上野　吉一

（コーヒーブレイク）

3時　ミニプログラム

3時30分　全体討論

6時～8時　懇親会

総合司会　半田　章二

コーディネーター　伏木　亨

（出席者）32名

言語・文学・思想　阿良田麻里子　立命館大学
上野　誠　奈良大学
歴史・考古　南　直人　京都橘大学
山辺　規子　奈良女子大学
社会・経済　小林　哲　大阪市立大学
中嶋　康博　東京大学大学院
人類学　池谷　和信　国立民族学博物館
梅﨑　昌裕　東京大学大学院
落合　雪野　龍谷大学
西澤　治彦　武蔵大学
野林　厚志　国立民族学博物館
守屋亜記子　女子栄養大学
山田　仁史　東北大学大学院
民俗学　山本　志乃　旅の文化研究所
生活学　半田　章二　㈱シー・ディー・アイ
農林・畜産・水産　石井　智美　酪農学園大学
動物学　上野　吉一　名古屋市東山動植物園
食品・加工・調理　香西みどり　お茶の水女子大学
川﨑　寛也　味の素㈱イノベーション研究所
早川　文代　農研機構食品研究部門
栄養・生理　伏木　亨　龍谷大学
医学　松村　康弘　文教大学
教育　表　真美　京都女子大学
ジャーナリズム　岩田　三代　ジャーナリスト
前川　健一　ライター
森枝　卓士　フォト・ジャーナリスト
ゲストスピーカー　東原　和成　東京大学大学院
柏柳　誠　旭川医科大学
國枝　里美　高砂香料工業㈱
旦部　幸博　滋賀医科大学
森光康次郎　お茶の水女子大学
網塚　貴彦　長谷川香料㈱

## 二〇一七年九月三〇日（第二回）「香りと食生活」

事務局

午前10時　開　会

10時5分　オリエンテーション　コーディネーター　伏木　亨

10時10分　主旨説明　國枝　里美

10時30分　「香りの官能評価」　旦部　幸博

11時30分　「コーヒーの香り」

（昼食）

午後1時30分　「スパイスとハーブの魔術――エキゾティックな欲望とローカルな逆襲」　中村　和恵

（コーヒーブレイク）

3時　ミニプログラム　総合司会　半田　章二

3時30分　全体討論　コーディネーター　伏木　亨

6時～8時　懇親会

（出席者）31名

言語・文化・思想　阿良田麻里子　立命館大学　西澤　治彦　武蔵大学

佐伯　順子　同志社大学大学院　野林　厚志　国立民族学博物館

歴史・考古　南　直人　京都橘大学　守屋亜記子　女子栄養大学

山辺　規子　奈良女子大学　山田　仁史　東北大学大学院

社会・経済　小林　哲　大阪市立大学　民俗学　山本　志乃　旅の文化研究所

中嶋　康博　東京大学大学院　生活学　半田　章二　㈱シー・ディー・アイ

人類学　落合　雪野　龍谷大学　藤本　憲一　武庫川女子大学

農林・畜産・水産　石井　智美　酪農学園大学
江頭　宏昌　山形大学
佐藤洋一郎　人間文化研究機構
動物学　上野　吉一　名古屋市東山動植物園
食品・加工・調理　川﨑　寛也　味の素㈱イノベーション研究所
中澤　弥子　長野県短期大学
早川　文代　農研機構食品研究部門
栄養・生理　伏木　亨　龍谷大学
ジャーナリズム　岩田　三代　ジャーナリスト

前川　健一　ライター
森枝　卓士　フォト・ジャーナリスト
東原　和成　東京大学大学院
ゲストスピーカー
國枝　里美　高砂香料工業㈱
旦部　幸博　滋賀医科大学
中村　和恵　明治大学
森光康次郎　お茶の水女子大学
網塚　貴彦　長谷川香料㈱

## 二〇一八年三月三日（第三回）「食品開発とフレーバー」

午前10時　開　会　事務局

10時5分　オリエンテーション　コーディネーター　伏木　亨

10時10分　主旨説明　森光康次郎

10時20分　「食品加工における匂いの開発――新たな野菜開発研究の中から」　網塚　貴彦

11時20分　「フレーバーの開発技術」

（昼食）

午後1時10分　総括講演「匂いの時代」　伏木　亨

（コーヒーブレイク）

2時30分　全体討論　総合司会　半田　章二
コーディネーター　伏木　亨

5時15分　ワインを題材に香りの体験
「日本のワインと一口食材のマリアージュを楽しむ」
6時〜8時　懇親会

（出席者）34名

言語・文化・思想　阿良田麻里子　立命館大学
上野　誠　奈良大学
佐伯　順子　同志社大学大学院
歴史・考古　南　直人　京都橘大学
社会・経済　小林　哲　大阪市立大学
中嶋　康博　東京大学大学院
人類学　梅﨑　昌裕　東京大学大学院
落合　雪野　龍谷大学
西澤　治彦　武蔵大学
守屋亜記子　女子栄養大学
山田　仁史　東北大学大学院
民俗学　山本　志乃　旅の文化研究所
生活学　半田　章二　㈱シー・ディー・アイ
藤本　憲一　武庫川女子大学
農林・畜産・水産　石井　智美　酪農学園大学
江頭　宏昌　山形大学
佐藤洋一郎　人間文化研究機構
動物学　上野　吉一　名古屋市東山動植物園
山極　寿一　京都大学
食品・加工・調理　香西みどり　お茶の水女子大学
川﨑　寛也　味の素㈱イノベーション研究所
中澤　弥子　長野県短期大学
早川　文代　農研機構食品研究部門
栄養・生理　伏木　亨　龍谷大学
医学　松村　康弘　文教大学
教育　表　真美　京都女子大学
ジャーナリズム　岩田　三代　ジャーナリスト
前川　健一　ライター
森枝　卓士　フォト・ジャーナリスト
ゲストスピーカー　東原　和成　東京大学大学院
國枝　里美　高砂香料工業㈱
旦部　幸博　滋賀医科大学
森光康次郎　お茶の水女子大学
網塚　貴彦　長谷川香料㈱

# 執筆者紹介（五十音順）

**網塚貴彦**（あみつか・たかひこ）
一九七九年生まれ。東京大学大学院工学系研究科化学生命工学専攻修士課程修了。二〇〇四年に長谷川香料株式会社入社以来、フレーバー研究所および香料基盤研究所にて食品用香料の研究開発を行っている。現在、長谷川香料株式会社総合研究所香料基盤研究所主任研究員、龍谷大学食の嗜好研究センター客員研究員。

**上野吉一**（うえの・よしかず）
一九六〇年生まれ。北海道大学大学院修了。博士（理学）（京都大学）。北海道大学助手、京都大学准教授を経て、現在名古屋市東山動植物園企画官、酪農学園大学特任教授。専門分野は比較認知行動学、動物福祉学、動物園学。主な著書に、『グルメなサル　香水をつけるサル』（単著）、『動物福祉の現在』（共著）、『動物園のつくり方』（翻訳）など。

**柏柳　誠**（かしわやなぎ・まこと）
一九五六年生まれ。北海道大学大学院薬学研究科博士課程修了。薬学博士。北海道大学大学院薬学研究科准教授を経て、現在、旭川医科大学医学部生理学講座教授。前日本味と匂学会会長。専門分野は感覚生理学。主な著書に、『人にフェロモンはあるのだろうか?』（単著）、『香りと五感』『おいしさの科学とビジネス展開の最前線』『食品・医薬品のおいしさと安全・安心の確保技術』『匂いと香りの科学』『生物物理学ハンドブック』『人体生理学』（以上共著）など。

**國枝里美**（くにえだ・さとみ）
一九六四年生まれ。日本大学理工学部工業化学科卒業。高砂香料工業株式会社総合研究所、研究開発本部新事業開発研究所、フレーバー事業本部グローバルフレーバー事業戦略部を経て、現在、立命館大学食マネジメント学部教授。専門分野は、香料の官能評価、心理効果研究。主な著書に『味わいの認知科学』（共著）、『嗅覚と匂い・香りの産業利用最前線』（共著）など。

**旦部幸博**（たんべ・ゆきひろ）
一九六九年生まれ。京都大学大学院博士後期課程中退。博士（医学）。滋賀医科大学医学部助手を経て、現在、同大学講師（学内）。専門分野は微生物学、腫瘍学。研究の傍らコーヒー関連の文献資料を渉猟し、自家焙煎店や関連企業向けのセミナー等での講師も務める。主な著書に『コーヒーの科学』『珈琲の世界史』（以上単著）、『コーヒーおいしさの方程式』（共著）など。

**東原和成**（とうはら・かずしげ）
一九六六年生まれ。東京大学農学部農芸化学科卒業。ニューヨーク州立大学ストーニーブルック校化学科博士課程修了。Ph.D.。デューク大学博士研究員、東京大学医学部助手、神戸大学助手、東京大学助教授を経て、現在、東京大学大学院農学生命科学研究科教授。生物有機化学、生化学、分子生物学、神経科学など多角的アプローチで匂いやフェロモンに関する研究を推進。文部科学大臣表彰若手科学者賞、日本学士院学術奨励賞、読売ゴールドメダル、国際 Wright 賞など受賞。共著書に『においと味わいの不思議』『ワインの香り』など。

**中村和恵**（なかむら・かずえ）
一九六六年生まれ。東京大学大学院博士課程中退（比較文学比較文化専攻）。明治大学教授。比較文学研究者、詩・批評・エッセイ等の書き手、翻訳者。ちいさい「くに」（ネイション）を好んで旅し、書かれたことばと書かれていないことばの両方に関心がある。詩集『トカゲのラザロ』『天気予報』、エッセイ集『キミハドコニイルノ』『降ります』『地上の飯』『dress after dress』『日本語に生まれて』、『世界中のアフリカへ行こう』（共著）など。

**生江史伸**（なまえ・しのぶ）
一九七三年生まれ。慶應大学法学部政治学科卒業。フレンチレストランシェフ。都内の有名イタリア料理店で基礎を学んだのち、二〇〇三年より北海道の「ミシェル・ブラストーヤ ジャポン」で働きはじめ、フランス本店での研修を経て二〇〇五年よりスーシェフ（副料理長）に就任。二〇〇八年渡英、「ザ・ファットダック」で働きスーシェフ・ペストリー部門を担当し、二〇〇九年帰国、翌年に「レフェルヴェソンス」を立ち上げ、現在にいたる。

**半田章二**（はんだ・しょうじ）
一九五二年生まれ。同志社大学文学部文化学科卒業。一九八二年株式会社シィー・ディー・アイ入社。以来、文化行政・文化施設に関わる諸計画や文化によるまちづくり政策等に従事。現在、同社取締役研究企画室長。専門分野は文化政策、生活学。主な著書に、『転回点を求めて』『日本の環境教育』（ともに共著）など。

**伏木 亨**（ふしき・とおる）
一九五三年生まれ。京都大学大学院博士課程修了。農学博士。京都大学大学院農学研究科教授を経て、現在、龍谷大学農学部食品栄養学科教授・食の嗜好研究センター長。専門分野は農芸化学、栄養科学。主な著書に、『コクと旨味の秘密』『人間は脳で食べている』『おいしさを科学する』『味覚と嗜好のサイエンス』など。

**森光康次郎**（もりみつ・やすじろう）
一九六三年生まれ。名古屋大学大学院博士課程修了。博士（農学）。静岡県立大学助手、名古屋大学助手、お茶の水女子大学助教授を経て、現在、お茶の水女子大学生活科学部食物栄養学科教授。専門分野は食品化学。主な著書に、『食と健康』（編）、『健康一年生』『食品学』（ともに共著）など。

食の文化フォーラム 36

# 匂いの時代

2018 年 10 月 10 日　第 1 刷発行
定価　本体 2500 円 + 税
編　者　伏木　亨
企　画　公益財団法人 味の素食の文化センター
発行者　佐久間光恵
発行所　株式会社 ドメス出版
東京都文京区白山 3-2-4　〒 112-0001
振替　00180-2-48766
電話　03-3811-5615
FAX　03-3811-5635
http://www.domesu.co.jp/
印刷所　株式会社 教文堂
製本所　株式会社 明光社



ISBN 978-4-8107-0841-7　C0036

## ◉食の文化フォーラム◉

◆第一期フォーラム

1 食のことば　柴田　武・石毛直道編
2 日本の風土と食　田村眞八郎・石毛直道編
3 調理の文化　杉田浩一・石毛直道編
4 醱酵と食の文化　小崎道雄・石毛直道編
5 食とからだ　豊川裕之・石毛直道編
6 外来の食の文化　熊倉功夫・石毛直道編
7 家庭の食事空間　山口昌伴・石毛直道編＊
8 食事作法の思想　井上忠司・石毛直道編＊
9 食の美学　熊倉功夫・石毛直道編
10 食の思想　熊倉功夫・石毛直道編
11 外食の文化　田村眞八郎・石毛直道編
12 国際化時代の食　田村眞八郎・石毛直道編
13 都市化と食　高田公理・石毛直道編
14 日本の食・100年〈のむ〉　熊倉功夫・石毛直道編
15 日本の食・100年〈つくる〉　杉田浩一・石毛直道編
16 日本の食・100年〈たべる〉　田村眞八郎・石毛直道編

◆第二期フォーラム

17 飢　餓　丸井英二編○
18 食とジェンダー　竹井恵美子編○
19 食と教育　江原絢子編○
20 旅と食　神崎宣武編○
21 食と大地　原田信男編○
22 料理屋のコスモロジー　高田公理編○
23 食と科学技術　舛重正一編○
24 味覚と嗜好　伏木　亨編○
25 食を育む水　疋田正博編○
26 米と魚　佐藤洋一郎編○
27 伝統食の未来　岩田三代編○
28 「医食同源」―食とからだ・こころ　津金昌一郎編○

◆第三期フォーラム

29 食の経済　中嶋康博編☆
30 火と食　朝倉敏夫編☆
31 料理すること―その変容と社会性　森枝卓士編☆
32 宗教と食　南　直人編☆
33 野生から家畜へ　松井　章編☆
34 人間と作物―採集から栽培へ　江頭宏昌編☆
35 甘みの文化　山辺規子編☆

無印 2300 円　＊印 2000 円　☆印 2500 円　○印 2800 円（表示金額は本体価格）